TUJIE
GUASHA
JIANKANG SHOUCE

图解

刮痧

健康手册

祝亚男　孙志波◎编著

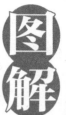

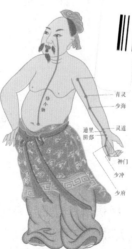

U0284939

浙江科学技术出版社

图书在版编目（CIP）数据

图解刮痧健康手册 / 祝亚男，孙志波编著. 一杭州：
浙江科学技术出版社，2015.5
ISBN 978-7-5341-6561-0

Ⅰ.①图… Ⅱ.①祝… ②孙… Ⅲ.①刮搓疗法－图
解 Ⅳ.①R244.4-64

中国版本图书馆CIP数据核字(2015)第061326号

书　　名	图解刮痧健康手册	
编　　著	祝亚男　孙志波	

出版发行	浙江科学技术出版社
	杭州市体育场路347号　邮政编码：310006
	联系电话：0571-85176040
	E-mail:zkpress@zkpress.com
排　　版	北京明信弘德文化发展有限公司
印　　刷	浙江新华数码印务有限公司
经　　销	全国各地新华书店

开　　本	710×1000　1/16	印　张	18
字　　数	210 000	插　页	1
版　　次	2015年5月第1版　2015年5月第1次印刷		
书　　号	ISBN 978-7-5341-6561-0	定　价	29.80元

责任编辑	刘 丹　李骁睿	责任印务	徐忠雷
责任校对	张 宁	责任美编	金 晖

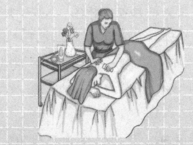

TUJIE GUASHA JIANKANG
SHOUCE

编者序

刮除病痛一身轻

"刮痧"是祖国医学百花园中晶莹剔透的瑰宝、绚丽多彩的奇葩。据考证，"刮痧"起源于旧石器时代。"痧"自"沙"衍变而来。"沙"原指一种病证。刮痧使体内痧毒即病理产物得以外排，从而达到治愈痧证的目的。因诸多病症刮拭过的皮肤表面会出现红色、紫红色或暗青色类似"沙"样的斑点，人们相沿成习，逐渐将这种疗法称为"刮痧"。

经过漫长的历史磨砺，刮痧已由昔日粗浅、直观、单一、经验的治疗手段演绎为由系统的中医理论指导，有完整的手法和工具，既可保健，又可治疗的绿色生态自然疗法。可治疗的疾患仅内科、妇科、男科、儿科、外科、眼科、口腔科、皮肤科、烧伤科等范围内的就达400余种。

可以相信，刮痧作为具有保健、治疗双重功能的传统诊治手段，以其简单易学、成本低廉、安全可靠、疗效显著等得天独厚的特点与优势，一定能够发挥良好的桥梁、中介与助推作用，进而使政府全民健身的意向与人民群众对于健康的期盼变为现实。

为了使广大人民群众都能够进一步认识刮痧，赢取健康，我们四处走访专家、八方查阅资料，在精心筹备的基础上，最终以通俗的语言、简明的结构、图文并茂的形式、理论和实际紧密结合的方法，编撰了这本《图解刮痧健康手册》。本书不仅对刮痧的原理做了浅显易懂的说明，还针对常见病做了疾病介绍、诊断和"对症

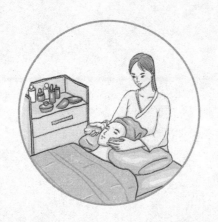

刮痧"说明，让疾病从诊断到治疗形成了无缝对接。同时，针对治疗，也撤去了那种不负责任的"大话、套话"，而是尽可能地对各种疾病采取对症诊治，因人而异，因时而异，最终达成呵护健康之目的。

　　——愿您、愿我、愿他，在阅读本书之后，能够有所启示、有所借鉴、有所收获，进而成为刮痧知识的里手、健康实践的行家。

编　者

2012年5月

目录

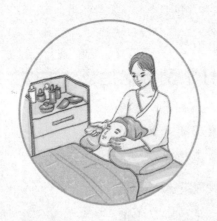

目
录

第一章

中医本是宝，刮痧多奥妙

　　刮痧是祖国传统的自然疗法之一，它以中医皮部理论为基础，用器具（牛角、玉石、火罐）等在皮肤相关部位刮拭，以达到疏通经络、活血化瘀之目的。刮痧可以扩张毛细血管、增加汗腺分泌、促进血液循环，对于高血压、中暑等所致的风寒湿痹都有立竿见影之效。经常刮痧，可起到调整经气、解除疲劳、增强免疫功能的作用。

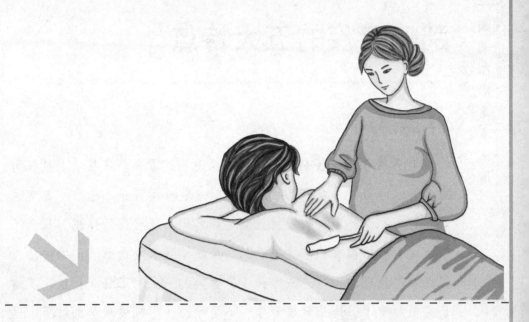

刮痧疗疾的五大特点 → 刮痧的奥妙在于出痧、退痧和无痧 → 认

识刮痧的阳性反应 → 窥探痧象和阳性反应传递的健康秘密 → 刮

痧可以检测你的体质类型 → 刮痧不疼，功效多多

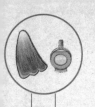

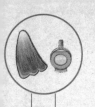

刮痧疗疾的五大特点

超前诊断

现代医学对于疾病有一个鉴别尺度，这就是临床症状。被视为患者的，一般只是在有了临床症状时才能受纳并给予治疗。其实这是一种"亡羊补牢"的做法。而那些处于潜伏状态的隐患，只要不发作，一般仍被视作"健康人"。虽然"疾病"倍受人们的关注，但在早期发现的诊断方法太少了！而真的一旦有了临床症状，疾病已经很严重了。这是只重治疗、不重预防（早期发现）的结果。这正是现代医学的普遍弊端。而中医的刮痧疗法却具有超前诊断的作用。为什么这么说呢？

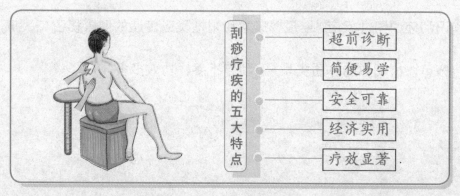

刮痧方法可以捕捉疾病发生前的信息，在现代医学检测方法未发现异常时，就可以诊察出"未病"的部位。也就是说，人体内只要出现了细小的变化，不论你是否有自觉症状，生化检查或物理检查是否异常，都会在相关经络穴位和局部相应区域有气血运行障碍，以痧象或阳性反应等各种异常反应表现出来。根据这些反应的规律，就可以发现亚健康的经络脏腑、捕捉疾病前期的蛛丝马迹，对将要出现疾病的部位作出超前诊断。

这里需要注意一点，在刮拭过程中，我们通过观察痧象的颜色、形态和刮痧板下的各种异常反应来判断身体健康状况；而出痧和对局部的刮拭刺激又对疏通经络有明显的治疗作用。因此，刮痧诊断的过程也是治疗的过程，它们是同步进行的。

2 简便易学

健康是自己的事情，学会刮痧疗法，会使你和你家人的健康又多了一份保障。然而，由于许多人不了解刮痧疗法，认为刮痧疗法很难学。刮痧真的很难学吗？实践证明，刮痧疗法是简便易学的医疗保健方法。

刮痧被誉为中医技法之首，与其他中医治疗方法相比，刮痧方法更简单、更实用。一方面，刮痧疗法不受时间、地点、环境的严格限制，只需一块薄厚合适、材质无害、使用起来顺手的小刮痧板和适量具有润滑作用的刮痧油，就可以轻轻松松治病，随时随地，

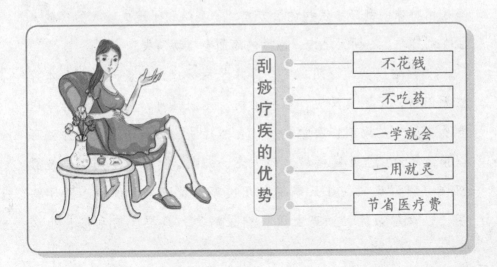

刮痧疗疾的优势

- 不花钱
- 不吃药
- 一学就会
- 一用就灵
- 节省医疗费

效果显著；另一方面，刮痧入门简单，男女老幼都可以学会，不需理解艰深的知识，不必使用专业的医疗器械，只需掌握人体各部位的基本刮拭操作，认真反复实践，即能掌握并适应社会大众医疗保健的需要。当然，有文化、懂一些生理解剖知识的人学习起来就更容易了。可以说，每个人都可以成为刮痧师，一看就懂，一学就会。

3 安全可靠

俗话说"是药三分毒"，药物本身的副作用常常让人们暗自担心，而苦涩难咽的药物让每个人尤其是孩子每次吃药都成了一场"灾难"。而刮痧不用打针，不用吃药，不需要复杂的仪器与设备，只要有刮痧板与一点润滑剂，并掌握刮痧的基本方法和规律，在润滑剂的保护下，刮拭人体皮肤表面的特定部位，就可达到改善微循环、活血化瘀、治疗疾病的效果。与西医的打针、输液相比，刮痧疗法不会对人体造成新的伤口，杜绝了伤口感染的可能性，更不会出现由某些药物导致的副作用。对于儿童来讲，由于儿童刮痧多采用特殊的刮痧手法和运板方式，不会给孩子造成较大的疼痛，且在刮痧之后一两天之内，微微的疼痛会自动消失。

长期临床实践证明，安全可靠是刮痧疗法的最大优点。本疗法无创伤，无不良反应，有病治病，无病强身，完全符合当今医学界推崇的"无创伤医学"和"自然疗法"的要求。刮痧疗法可以预防和治疗上百种疾病，如头痛、失眠、健忘、牙痛、急性腰扭伤、腹泻等，往往只需要刮几次痧，就可手到病除。至于许多慢性疑难杂症，如高血压、糖尿病等，只要坚持刮痧，也多有奇效。

4 经济实用

去医院看病，路费、挂号费、治疗费、住院费等等，少则几百元，多则几千甚至几万元。昂贵的医疗费用已超出了普通人群常见病和多发病的治疗需要，造成了医疗资源浪费，而这种浪费却又是出于医疗机构的利益需要。一些医院为了追求利润最大化，在提升药物价格和治疗费用的同时，更是利用患者对医生的信任及依懒，引导患者进行过度医疗和过度消费。其实，如果你拥有了一些基本的刮痧常识，日常生活中的一些小病就能够通过刮痧解决。刮痧只需一块小刮痧板，一小瓶刮痧油即可，花费不超过一百元，疗效却很显著，特别是对于疼痛性疾病和神经血管功能失调的病症，效果迅速，对各种急、慢性病也有很好的辅助治疗效果。而且一次投资，多次受用。这样就可以最大限度地避免在医疗上"过度消费"，用最少的投入获得最大的健康收益。

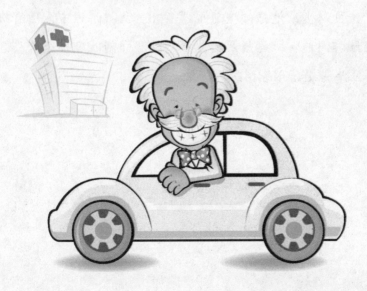

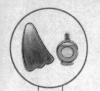

另外，到目前为止，刮痧已广泛用于治疗各种常见病。凡适用于按摩、针灸、拔罐疗法的病症均适用于刮痧疗法，以血液循环瘀滞为特征的各种病症更是刮痧的最佳适应证，而且对某些疑难杂症也有意想不到的疗效。

5 疗效显著

目前多数的医疗检查手段和方法，只有当人体有明显不适症状或反应时才能做出诊断。即使这样，有时也有误差。如冠心病在不发作时，其心电图往往无异常变化。有很多疾病一旦被现代手段检查出来时，往往已是中、晚期，治疗难度也就很大了。因此，寻求疾病早期诊断、早期治疗，防患于未然，使机体保持旺盛的生命力，是目前医学发展的大趋势。刮痧疗法正符合这个大趋势。

"不通则痛，通则不痛"，这是中医学对疼痛病理变化认识的名言。"不通"指经络气血不通畅。实践证明，经络气血不通畅不仅可以引起疼痛，也是众多病症的原因。而刮痧以出痧速通经脉的治疗方法可以形象地感知这句至理名言。刮拭过程中，随着痧的排出，经脉瞬间通畅，疼痛及其他不适感会立刻减轻甚至消失。人们常常用立竿见影来形容刮痧的效果。

刮痧的奥妙在于出痧、退痧和无痧

刮痧疗法为我们现代人提供了一种全新的诊断疾病的思路与方法。这一套方法以中医理论为宏观指导，以现代医学微循环理论探讨微观变化，综合分析、判断肌体的健康状况。中医学认为，气血是组成生命体的基本物质，气血运行的状态决定人体的健康状况。这与现代医学所讲的"血液是生命的源泉"不谋而合。通过观察气血运行的状况，可以了解肌体的健康状态。那么，刮痧的奥妙究竟在哪里呢？刮痧的奥妙就在于出痧、退痧或无痧。

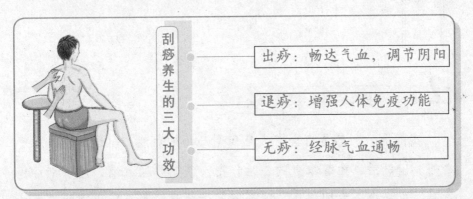

刮痧养生的三大功效

出痧：畅达气血，调节阴阳

退痧：增强人体免疫功能

无痧：经脉气血通畅

出痧：畅达气血，调节阴阳

用刮痧板在皮肤上刮拭，凡血液流动缓慢而出现瘀滞的部位，皮肤表面就会出现红、紫、黑斑或黑疱，这种现象被称为"出痧"。这些"痧"是渗漏出毛细血管壁外的含有大量代谢产物的血液，由于皮肤的屏障作用，这些血液就会停留在皮肤和肌肉之间形成"痧"。同时，在这些部位刮痧，就会出现痧斑或者发现刮痧板下有不平顺、疼痛等异常反应。红斑颜色的深浅通常是病症轻重的反映，较重的病，"痧"就出得多，颜色也深。正是因为刮痧疗法所独有的这个特点，使它具有快速诊断的作用，能够帮助我们在身体还没有表现出明显的症状之前，就发现亚健康或疾病的蛛丝马迹，并预测我们的健康状况发展趋势，检查自己的体质特点。

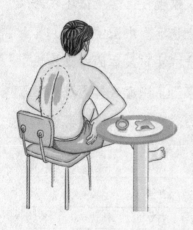

通过出痧的方式可以改善微循环，有效排出体内毒素，补氧祛瘀，活化细胞，促进新陈代谢。

2 退痧：增强人体免疫功能

实际上，刮痧是将含有大量代谢产物的血液"驱逐"出了血管之外。出痧后，血管本身的弹性作用会使其瞬间收缩，所以刮痧停止时，出痧也会立即停止。随着时间的推移，刮痧所出现的痧象的

退痧的过程可提高肌体自身清除异物的能力，提高免疫功能，这是刮痧的另一功效，也称为刮痧的后效应。

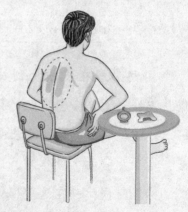

颜色会逐渐变浅，并慢慢消退，这个过程称为"退痧"。退痧并不意味着体内毒素以原有的形态被肌体再次吸收，而是激活了人体内具有免疫功能的细胞，提高了自身清除毒素的能力，增强了肌体的免疫功能。

3 无痧：经脉气血通畅

如果刮痧时没有出现痧斑，也没有疼痛或刮痧板下不平顺的感觉，则提示经脉气血通畅、身体健康。

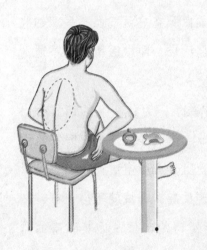

当经络通畅、身体健康时，因无气血瘀滞，故刮拭不出痧；当然，身体太虚弱、气血不足时也不易刮出痧。

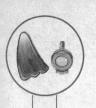

认识刮痧的阳性反应

许多人对刮痧存在误解，认为刮痧就一定会出痧，因此，刮痧时就使劲地刮，直到皮肤都快刮破了才算为止，以为那样痧就会出来了。其实，并不是每次刮痧都会出痧。除了经脉气血通畅不会出痧外，气血不足的虚证患者也不容易刮拭出痧。若刮痧时感觉刮痧板下不平顺，有类似消沙砾、米粒、结节等障碍阻力，这些现象是经脉气血失调、微循环障碍的另一种表现，被称为阳性反应。疼痛也是刮痧阳性反应的一种表现。当气血瘀滞或血脉空虚而气血不足，细胞缺氧影响到神经失调时，刮痧会出现疼痛反应，即中医所说"不通则痛"。疼痛多提示目前正是有亚健康症状表现的时候。

同是经脉气血不畅、组织器官细胞缺氧，为什么有的部位会出痧，有的部位却出现不平顺、沙砾、结节、疼痛等阳性反应呢？这主要是局部血液循环状态决定的。因血流受阻，血脉空虚而气血不足所致细胞缺氧，局部组织会出现增生或粘连反应，刮拭就不会出痧，却有不平顺的阳性反应物。经脉气血运行障碍的部位，因其障碍的原因、性质和程度不同，阳性反应的状态、性质则有所区别。经脉缺氧的时间越长，阳性反应越明显。刮痧时皮肤的涩感、轻微疼痛、刮痧板下发现气泡、沙砾、结节样感觉是经络气血轻度瘀滞的表现。

随着不断地刮拭，疼痛会逐渐减轻，甚至消失，结节会逐渐变软、缩小甚至消散。这个过程也是疏通经络、活血化瘀、软坚散结的过程。所以，刮痧使这些阳性反应减轻或消失，即可以起到畅通经脉、为细胞补充营养、恢复和增强其功能的治疗作用。

窥探痧象和阳性反应
传递的健康秘密

　　刮痧时出现的痧象和阳性反应就像一位健康与疾病的信息大师，只要小小的刮痧板在你的皮肤上一刮拭，痧象和阳性反应就会泄漏你自身的健康秘密。学会辨识这些健康语言，我们就可以更好地运用刮痧来疏通经络、畅达气血、清热化瘀、调节阴阳，从而达到治疗疾病、保养身体的目的。

痧象提示的健康信息

　　（1）轻微痧象：刮痧后，皮肤表面出现少量红色痧点、痧斑，分散在皮肤的表面，这种痧可以不治自愈。轻微痧象多提示身体健康或血液轻微循环障碍，缺氧较轻。

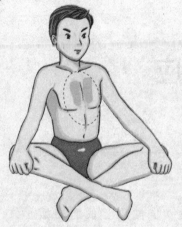

（2）轻度痧象：刮痧后，皮肤表面出现较密集红色或紫红色痧斑，属轻度痧象，多提示人体经脉有轻度瘀滞、缺氧，时间较短，可见于无症状的亚健康状态。如果痧象颜色鲜红、光泽度好，多提示患有热证或急性炎症，病情轻，病程短。

（3）中度痧象：刮痧后，皮肤表面出现多个直径大于1～2厘米的紫红色、青色斑片状痧斑，痧斑部位与皮肤持平，或者略高于其他部位。此痧象属于中度痧象，多提示血液中度循环障碍，缺氧时间长，有时有症状表现，多见于亚健康状态。

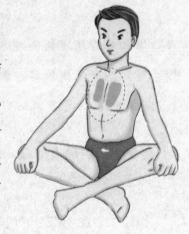

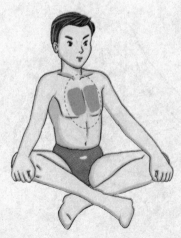

（4）重度痧象：刮痧后，皮肤表面呈现直径大于2厘米的暗紫色、青黑色的痧斑或包块状，或青筋样痧斑，痧斑部位明显高于其他部位，或面积较大的乌青色的斑片状，这种痧象属于重度痧象，多提示经脉严重瘀滞、缺氧，微循环障碍时间长、病程长以及陈旧性病症等，多见于严重的亚健康或疾病状态。

沙砾	刮痧后，如果皮肤表面出现沙砾样阳性反应，多提示人体经脉气血瘀滞、缺氧程度轻微。
结节	刮痧后，如果皮肤表面出现结节状阳性反应，多提示经络气血瘀滞时间较长。结节越大、越硬，说明组织粘连或纤维化、钙化的程度越高，病变的时间越长。
酸痛	刮痧后皮肤表面出现酸痛感觉，多提示患有气血不足证。
胀痛	刮痧后皮肤表面出现胀痛感觉，多提示患有气滞证。
刺痛	刮痧后皮肤表面出现刺痛感觉，多提示患有血瘀证。

当然，通过刮痧检测人体的健康状况，应将痧象和阳性反应紧密结合来判断健康与疾病状况。另外，刮痧时要对容易出痧的部位和阳性反应点进行重点刮拭。如果出痧逐渐减少，痧色变浅或阳性反应减轻，则提示刮痧治疗有效果。

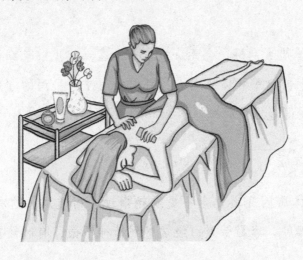

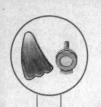

刮痧可以检测你的体质类型

刮痧是一种诊断疾病的方法。多次刮痧，经常在同一部位出现相同的痧象或阳性反应，可以提示人体先天功能较薄弱的脏腑器官，可以很快判断每个人的体质特点，从而确定适合自己体质的保健重点，有针对性地采取预防保健措施。不同的人出现相同症状时，同样的刮拭力度和速度及出痧的部位、出痧速度快慢、出痧多少和刮痧时的阳性反应有明显的差异，根据痧象和阳性反应诊断规律可以判断自己的体质类型。

1 平和体质

平和体质为健康人的体质，身体无不适，精神心理适应能力比较强，胖瘦适中，身体健康，面色口唇红润有光泽，目光神采奕奕，胃口正常，小便正常，大便不干不稀。这种体质之人性格随和开朗，对外界环境适应能力强，平时很少患病，即使偶尔患病，康复也快。

平和体质者刮痧，会无痧或仅有散在点状浅红色痧粒，无阳性反应。对于健康平和体质之人，可以采用平补平泻的方法进行保健刮痧，以更好地保持健康。

2 气虚体质

气虚体质因气之化生不足或耗损过多而造成。这种体质的人通常体形偏胖，容易劳累，经常感到精神不振，有时候甚至懒得说话。症状通常表现为：胸闷气短、经常出汗较多、容易感冒、饭后腹胀、唇色少华、毛发欠光泽、头晕、健忘、舌质淡、脉搏细弱、小便正常或偏多、虽便秘但不干燥或大便不成形，便后仍觉未尽。气虚体质者平素体虚，抗病能力弱，抵御寒、风、暑邪能力弱，易感冒或病后易迁延不愈，易患内脏下垂等病。这种体质的人性格内向、胆小、不喜欢冒险。

　　气虚体质的人刮痧时出痧少，出痧速度慢。阳性反应主要表现为：酸痛，疼痛程度轻，刮痧后皮肤表面出现较软的沙砾或结节。痧象及阳性反应主要出现在肺经、大肠经、脾经循行部位，肺脏、脾胃的体表投影区，脾胃的全息穴区也会出现少量痧斑。此种体质的人可以经常刮拭脾俞、胃俞、足三里、气海、关元等腧穴。

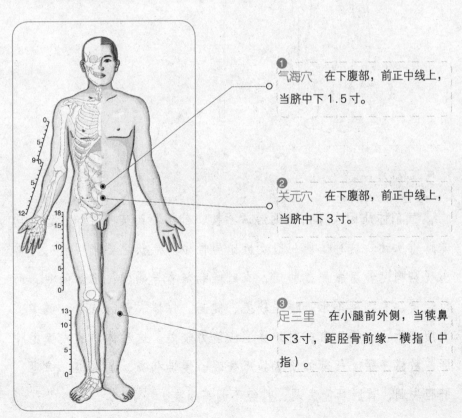

❶ 气海穴　在下腹部，前正中线上，当脐中下 1.5 寸。

❷ 关元穴　在下腹部，前正中线上，当脐中下 3 寸。

❸ 足三里　在小腿前外侧，当犊鼻下 3 寸，距胫骨前缘一横指（中指）。

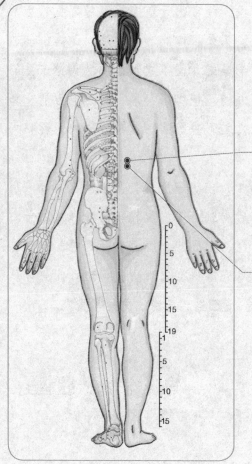

❹ **脾俞穴** 在背部，当第11胸椎棘突下，旁开1.5寸。

❺ **胃俞穴** 在背部，当第12胸椎棘突下，旁开1.5寸。

3 气郁体质

　　气郁体质因人体内气的流通不畅、郁结导致某些脏腑、经络功能障碍所致。这种体质一般女性比男性多。症状主要表现为：经常出现胸闷、乳房胀痛、胁痛，有时候咽部有异物感；形体偏瘦、面色暗黄、易烦闷不乐；睡眠较差、健忘、惊悸、食欲减退、痰多、大便偏干、小便正常；对外界适应能力较差。这种体质的人忧虑脆弱、敏感多疑。气郁体质者易患失眠、慢性咽炎、黄褐斑、惊恐、肝胆失调、胃肠功能失调、月经不调等病症。

气郁体质的人刮痧时出痧量不多，痧色浅。阳性反应表现为：胀痛，有气泡感、沙砾、结节等。对于这种体质的人，可以经常刮拭足厥阴肝经上的太冲、期门、章门和任脉上的膻中等具有疏肝理气、解郁散结作用的腧穴。

4 血虚体质

血虚体质主要是由于血液不足、血的营养和滋润功能减退所表现出的一种特殊体质。症状主要表现为：形体瘦弱、精神疲倦、面色苍白欠光泽、视力易疲劳、毛发易脱落、指甲淡白、头晕眼花、四肢麻木、记忆力和性能力下降，并经常感到疲惫不堪，容易陷入沉思，出现烦躁、失眠等不适。血虚体质者易腰酸耳鸣、手足震颤、心悸、肌肤干燥、头晕目眩、失眠多梦及月经量少、延期或闭经。

血虚体质患者刮痧时不容易出痧，而且痧色浅红，或呈分散的浅红痧点。阳性反应多表现为有酸痛感、有气泡感、沙砾、肌肉松软等。血虚体质者可以刮拭足三里、血海、三阴交等具有养血补血的腧穴。

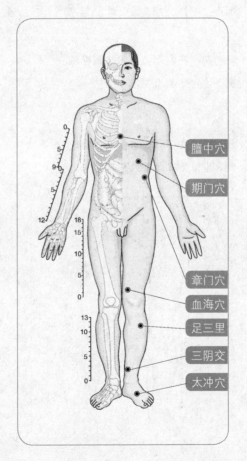

膻中穴
期门穴
章门穴
血海穴
足三里
三阴交
太冲穴

5 血瘀体质

　　血瘀体质因血液运行迟缓、流行不畅所致。症状主要表现为：形体黑瘦、皮肤偏暗或色素沉着、舌下静脉曲张、舌质暗，甚至有瘀血点或瘀血斑，全身易疼痛。女性血瘀体质者多痛经、闭经或经色紫暗有块、崩漏。对外界环境适应能力表现为不耐受风邪、寒邪。

　　血瘀体质者刮痧每次出痧均较多、较快，颜色为暗红色、紫色、青紫或青黑色。阳性反应表现为刺痛、结节。此种体质应活血养血，可以刮拭血海、膈俞、足三里、合谷等腧穴。

❶ 膈俞穴　在背部，当第7胸椎棘突下，旁开1.5寸。

❷ 合谷穴　在手背，第1、2掌骨间，当第2掌骨桡侧的中点处。

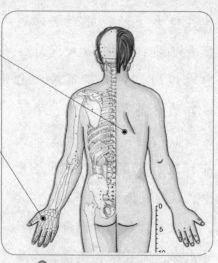

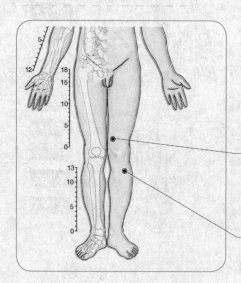

❸ 血海穴　屈膝，在大腿内侧，髌底内侧端上2寸，当股四头肌内侧头的隆起处。

❹ 足三里　在小腿前外侧，当犊鼻下3寸，距胫骨前缘1横指（中指）。

6 阴虚体质

阴虚体质多因情志过及、化火伤阴，或阳邪伤阴，或久病伤阴所致，简单讲就是体内阴血不足。症状主要表现为：面色潮红、形体瘦长、手足心热、经常口渴、喉咙干、鼻子发干、目干涩、心烦气躁、少眠、便干、尿黄、盗汗、舌红少苔、外向好动。此种体质者易心悸、烦躁、发怒，易生皱纹、黄褐斑或痤疮。

阴虚体质者刮痧时容易出痧，但出痧量少，痧色粉红或鲜红。阳性反应表现为沙砾、结节。任脉为阴脉之海，阴虚之人可以经常刮拭任脉以及三阴交、太溪等。

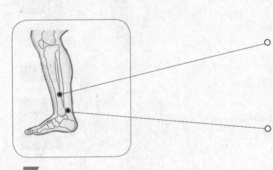

❶ 三阴交　在小腿内侧，当足内踝尖上3寸，胫骨内侧缘后方。

❷ 太溪穴　在足内侧，内踝后方，当内踝尖与跟腱之间的凹陷处。

7 阳虚体质

阳虚体质多因先天禀赋不足，或后天饮食失养，或久病损伤阳气，或劳倦内伤所致。主要表现为肌肉松软、面色淡白无华、毛发易落、手足发凉、怕寒喜暖、喜饮热食、四肢倦怠、小便清长、大便时稀。性格多沉静、内向、不爱活动。此种体质

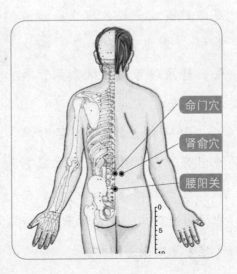

命门穴

肾俞穴

腰阳关

之人抵御寒邪能力差，发病多为寒证，夏天过得比较舒服，冬天适应能力差；易感湿邪，易患痰饮、肿胀、泄泻、阳痿、脾胃虚寒、血液瘀滞、骨关节疼痛等证。

阳虚体质者刮痧时不容易出痧或易出现青紫色痧斑。阳性反应表现为酸痛或刺痛，肌肉松懈或有结节。这种体质可以刮拭肾俞、命门、腰阳关、关元等腧穴。

8 阳盛体质

阳盛体质多因先天或后天饮食失调等因素导致素体阳热偏盛所致。症状表现为：经常上火、口舌生疮、急躁易怒、口干口苦、小便黄赤、大便干结、舌红苔黄、易起痤疮。此种体质之人冬天过得舒服，不太适应夏季的炎热，易发热、痰涕黄稠或便秘、出血；血液黏稠，易患高脂血症、高血压、糖尿病等心血管疾病；也易得痤疮。

阳盛体质之人刮痧时容易出痧，痧量多，痧鲜红或紫红。有明显的疼痛、沙砾、结节样阳性反应。此种体质之人可以刮拭外关、曲池、合谷、风池、大椎等腧穴以泻阳热。

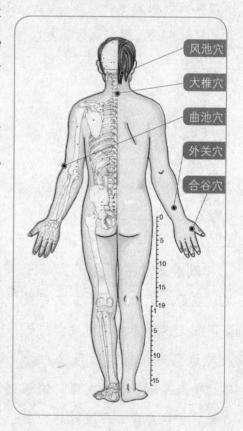

风池穴
大椎穴
曲池穴
外关穴
合谷穴

9 痰湿体质

痰湿体质多由于脏腑功能失调、津液代谢障碍所致。症状表现为：体形肥胖、腹部松软、面部皮肤油脂较多、面色黄而黯、痰多、眼睑微浮、舌苔厚腻、容易困倦、大便黏腻不成形。这种体质的人性格稳重、温和、恭谦、忍让。此种体质者对潮湿环境适应能力差，易患肥胖、眩晕、气管炎、哮喘、高脂血症、糖尿病等心血管疾病。

痰湿体质之人刮痧时不易出痧。阳性反应表现为酸痛及沙砾、结节。脾主运化水湿，为生痰之源，痰湿体质调理重点在于运脾健脾，可以刮拭脾俞、胃俞、足三里、丰隆、阴陵泉等腧穴。

❶ **脾俞穴** 在背部，当第11胸椎棘突下，旁开1.5寸。

❷ **胃俞穴** 在背部，当第12胸椎棘突下，旁开1.5寸。

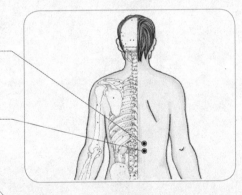

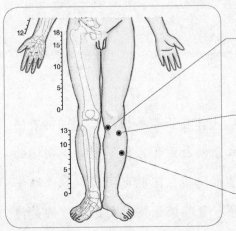

❸ **阴陵泉** 在小腿内侧，当胫骨内侧髁后下方凹陷处。

❹ **足三里** 在小腿前外侧，当犊鼻下3寸，距胫骨前缘1横指（中指）。

❺ **丰隆穴** 在小腿前外侧，当外踝尖上8寸，条口外，距胫骨前缘二横指（中指）。

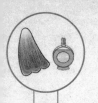

刮痧不疼，功效多多

刮痧疗法是中医学的一朵奇葩，几千年来，在中国民间，尤其是缺医少药的地方广为传播，为人类的健康事业作出了重要贡献。随着医学的进步，今天刮痧疗法更加完善，对很多疾病的治疗有显著效果。让我们分别从中西医的角度去看一看刮痧的神奇疗效吧。

从中医角度来看刮痧，刮痧的作用表现在以下几个方面：

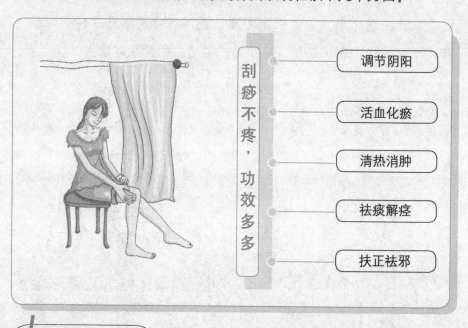

刮痧不疼，功效多多

- 调节阴阳
- 活血化瘀
- 清热消肿
- 祛痰解痉
- 扶正祛邪

调节阴阳

阴阳是中医理论的基本核心。人体在正常的情况下，保持着阴阳相对平衡的状态。如果因七情六淫以及跌仆损伤等因素使阴阳的平衡遭到破坏时，就会导致"阴胜则阳病，阳胜则阴病"等病理变化，而产生"阳盛则热，阴盛则寒"等临床证候。刮痧治疗的关键就在于根据证候的属性来调节阴阳的偏盛偏衰，使机体转归于"阴平阳秘"，恢复其正常的生理功能，从而达到治愈疾病的目的。刮痧调和阴阳的作用，基本上是通过腧穴配伍和刮痧手法来实现的。例如：病在经络、在皮肉者属表，刮痧宜轻刮；病在脏腑、在筋骨者属里，宜重刮。刮痧对阴阳平衡的调节是呈双向性的，如血压不稳者，经刮拭躯干、四肢腧穴后，偏低的血压可升高，偏高的血压亦可降低。

2 活血化瘀

人体肌肉、韧带、骨骼一旦受到损伤，在局部产生瘀血，使经络气血流通不畅。若瘀血不消，则疼痛不止。这时在局部或相应腧穴刮拭，可使瘀血消除、新血得生、经络畅通、气血运行，达到通则不痛之目的。这就是刮痧活血化瘀的作用。

3 清热消肿

根据中医治法中"热则疾之"的原理，通过放痧手法的刺激，使热邪疾出，以达清热之目的，使内部阳热之邪透达体表，最终排出体外，以清体内之瘀热、肿毒。

4 祛痰解痉

由痰湿所致的体表包块及风证，通过刮痧、放痧治疗，使腠理宣畅、痰热脓毒外泄，有明显的止痉散结效果。

5 扶正祛邪

刮痧治病后，相应腧穴的皮肤出现青、紫充血的痧痕，使腠

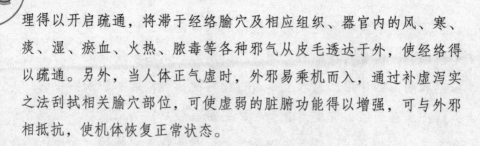

理得以开启疏通，将滞于经络腧穴及相应组织、器官内的风、寒、痰、湿、瘀血、火热、脓毒等各种邪气从皮毛透达于外，使经络得以疏通。另外，当人体正气虚时，外邪易乘机而入，通过补虚泻实之法刮拭相关腧穴部位，可使虚弱的脏腑功能得以增强，可与外邪相抵抗，使机体恢复正常状态。

从西医角度来看刮痧，刮痧具有以下作用：

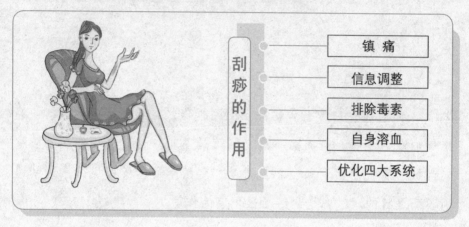

刮痧的作用

- 镇 痛
- 信息调整
- 排除毒素
- 自身溶血
- 优化四大系统

1 镇 痛

肌肉附着点和筋膜、韧带、关节囊等受损伤时，若不及时治疗，或是治疗不彻底，损伤组织可形成不同程度的粘连、纤维化或疤痕化，加重疼痛、压痛和肌肉收缩紧张。刮痧是消除疼痛和肌肉紧张、痉挛的有效方法，主要机理有：一是加强局部循环，使局部组织温度升高；二是在刮痧板直接刺激作用下，提高了局部组织的痛阈；三是紧张或痉挛的肌肉通过刮痧板的作用得以舒展，从而解除其紧张痉挛，以消除疼痛。

2 信息调整

人体的各个脏器都有其特定的生物信息，当脏器发生病变时，有关的生物信息就会随之发生变化。刮痧通过作用于体表的特定部位，产生一定的生物信息，通过信息传递系统输入到有关脏器，对失常的生物信息加以调整，从而起到对病变脏器的调整作用。

3 排除毒素

刮痧过程可使局部组织的血管扩张及黏膜的渗透性增强，淋巴循环加速，细胞的吞噬作用及搬运力量加强，使体内废物、毒素加速排除，组织细胞得到营养，从而使血液得到净化，增强全身抵抗力，可以减轻病势，促进康复。

4 自身溶血

刮痧出痧的过程是一种血管扩张渐至毛细血管破裂，血流外溢，皮肤局部形成瘀血斑的现象。此等血凝块（出痧）不久即能溃散，而起自体溶血作用，这样可使局部组织血液循环加快，新陈代谢旺盛，营养状况改善，同时使机体的防御能力增强，从而起到预防和治疗疾病的作用。自身溶血是一个延缓的良性弱刺激过程，其不但可以刺激免疫机能，使其得到调整，还可以通过向心性神经作用于大脑皮质，继续起到调节大脑的兴奋与抑制过程和内分泌系统的平衡。

5 优化四大系统

循环系统：通过刮拭会使血液和淋巴液的循环增强，使肌肉和末梢神经得到充分营养，从而可促进全身的新陈代谢。呼吸系统：对呼吸中枢具有镇静作用。神经系统：通过刮拭刺激神经末梢而增强人体的防御机能。免疫系统：通过刮拭刺激可增强细胞的免疫能力。

第二章

刮痧常识，保健治病宜先知

- -

　　刮痧的好处多到数不清，比如刮痧可以诊断疾病，可以刮走病痛，可以美容，可以治病，还可以刮出亲情。而且简便易学、安全可靠、经济适用、疗效显著。但刮痧再好、再简单，我们也要知道一些刮痧的常识，比如如何选择刮痧工具、如何选择刮痧的体位、刮痧需要注意哪些事项、刮痧后有哪些反应及刮痧治疗都有哪些手法、哪些禁忌等。只有了解了这些常识，并切实运用到实践中，刮痧才能真正为我们驱走病痛，带来健康。

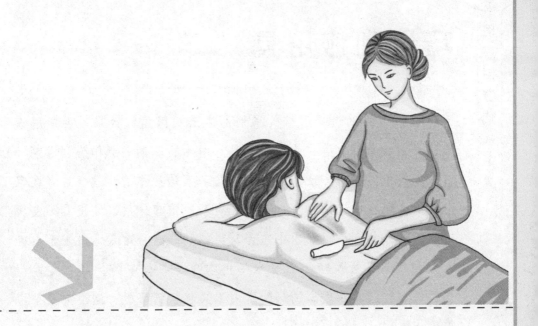

巧选刮痧用具 → 常见的四大刮痧疗法 → 掌握刮痧体位 → 谨记

刮痧要点 → 走好刮痧六步 → 晕刮如何处理 → 刮拭后的反应 →

刮痧治疗的补泻手法 → 刮痧治疗的一般运板方法 → 刮痧禁忌须知

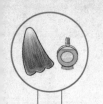

巧选刮痧用具

　　刮痧工具的选择直接关系到刮痧治病保健的效果。古代用铜钱、汤勺、嫩竹板等作为刮痧工具，用水、麻油、酒作为润滑剂。这些工具虽然取材方便，能起到一些刮痧治疗作用，适合患者在家中使用。现在多选用经过加工的既有药物治疗作用，又没有不良反应的工具，如选用天然水牛角为材料的刮痧板，对人体肌表无毒性刺激和化学不良反应，而且水牛角本身是一种中药，具有发散行气、活血和润养作用。刮痧的常用工具包括刮痧板、润滑剂及毛巾等清洁用品。

刮痧板

　　刮痧板是刮痧的主要工具。目前各种形状的刮痧板、集多种功能的刮痧梳相继问世，其中有水牛角制品，也有玉制品。水牛角质地坚韧，光滑耐用，药源丰富，加工简便，药性与犀牛角相似，只是药力稍逊，常为犀牛角之代用品。水牛角味辛、咸、寒。辛可以发散行气、活血润养，咸能够软坚润下，寒又能清热解毒。因此，水牛角具有发散行气、清热解毒、活血化瘀的作用。玉性味甘平，入肺经，润心肺，清肺热。

　　标准的水牛角刮痧板呈长方形，长10厘米，宽6厘米，厚的一边为0.5厘米，薄的一边为0.2厘米。四角钝圆，宽侧的一边呈凹形。保健刮痧时用厚的一侧，治疗疾病时用薄的一侧刮按。

　　半凹陷的一侧，用于刮按脊柱部位及四肢的手指、足趾等部位。钝圆的四角则用于压按经脉、穴位、痛敏感点等部位。

　　水牛角和玉制品的刮痧板，刮拭完毕后可用肥皂水洗净擦干或以酒精擦拭消毒。为防交叉感染，最好固定专人专板使用。水牛角刮板如长时间置于潮湿之地，或浸泡在水中，或长时间暴露于干燥的空气中，均可发生裂纹，影响其使用寿命。因此，刮板洗净后应立即擦干，最好放在塑料袋或皮套内保存。玉质板在保存时要避免磕碰，以防弄碎。

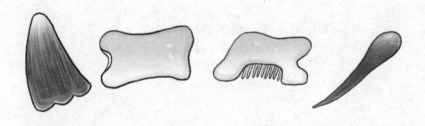

　　另外，还有一些民间较常用的刮具：

硬 币	选取边缘较厚钝而光滑、没有残缺的铜钱、银元、铝币等作为刮痧器具。
石 器	这大概是最早的刮痧器具，多选用表面光滑无棱角、便于持握的石块作为刮痧器具。
陶 器	一般选取边缘光滑无破损的汤匙、瓷碗、瓷杯、瓷盘等，用其边缘进行刮痧。

苎麻	取已成熟的苎麻剥皮晒干，摘去枝叶，用根部较粗的纤维揉成小团作为刮痧器具。
木器板	多选用沉香木、檀香木等质地坚实的木材，制成平、弯、有棱角而光滑、精巧适用的刮痧板，用其边缘刮痧。
其他	如有用适量头发、棉纱线等揉成团使用者，也有用小酒杯、有机玻璃纽扣、药匙、小蚌壳等作为刮痧器具的。

2 润滑剂

刮痧之前，为了防止刮破皮肤，还要在皮肤表面涂一层润滑剂，如香油、色拉油都可以用。当然，有条件的话最好采用专门的"刮痧活血剂"。采用天然植物油加天然中药，经传统与现代高科技

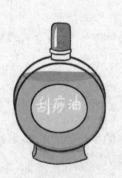

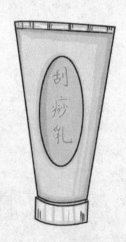

结合的方法提炼加工而成的刮痧油，具有清热解毒、活血化瘀、开泄毛孔、疏通经络、排毒驱邪、消炎止痛等作用。一般可选用的刮痧介质有：

| 麻油 | 也可用其他植物油代替。适用于久病劳损、年老体弱者及婴幼儿等。 |

| 冬青膏 | 以冬绿油（水杨酸甲酯）与凡士林按1：5的比例混合调匀制成。适用于一切跌打损伤的肿胀、疼痛，以及陈旧性损伤和寒性病证等。 |

| 葱姜汁 | 取葱白、鲜生姜等量切碎、捣烂，按1：3的比例浸入95%乙醇中，停放3～5日后，取汁液应用。适用于风寒引起的感冒、头痛等证，以及因寒凝气滞而致的脘腹疼痛等（小儿刮痧时多用生姜汁。因为小儿皮肤柔嫩，姜汁十分润滑，刮拭时应用不易擦破皮肤）。 |

| 白酒 | 用浓度较高的粮食白酒或药酒。适用于损伤疼痛日久或麻木不仁、手足拘挛、腰膝酸软、无力及癌肿等病症，对发热患者尚有降温的作用。 |

| 鸡蛋清 | 将生鸡蛋的一端磕一个小孔后，悬置于容器上，取渗出的蛋清用。适用于热病、久病后期、手足心热、烦躁失眠、嗳气吐酸等病症。 |

薄荷水	取新鲜薄荷叶，浸泡于适量的开水中，容器加盖放1天后，去渣取汁液应用。适用于一切热病（如发热或局部红肿热痛等），以及夏季刮痧时应用。
滑石粉	医用滑石粉或爽身粉等均可用。适用于婴幼儿、皮肤娇嫩者，以及在炎热夏季手法操作时应用。
其　他	如止痛灵、透解刮痧油、清解刮痧油、活血刮痧油和通络刮痧油等都是较好的刮痧润滑剂。

3 毛 巾

　　毛巾最好选择纯棉的干净毛巾。纯棉的毛巾柔软，对皮肤无刺激性，用于刮痧过程中以及刮痧后的清洁工作。清洁的纸巾也可以。

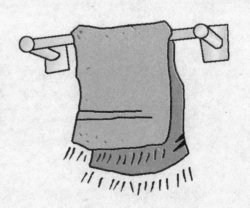

常见的四大刮痧疗法

临床操作时，要根据病情选择相应的刮痧种类，这是达到刮痧治疗效果的关键。不同的疾病和病情采用不同的刮痧方法，才能发挥刮痧治病的最好治疗作用。

因医者所用方法不同，故刮痧方法又可分刮痧法（用刮具）、撮痧法（用手指）、挑痧法（用针具）和放痧法（用针具）四大类。

1 刮痧法

刮痧法是刮痧疗法中最常用的一种方法，是用刮痧器具蘸刮痧介质后在患者体表的特定部位反复刮拭，使皮肤出现"痧痕"的一种操作方法。要按顺序刮拭。刮拭时，用力要均匀，一般采用腕力，同时要根据患者的反应随时调整刮拭的力量，以达到预期的治疗效果。

因临床应用的不同，又可分为直接刮法和间接刮法两种。

（1）直接刮法：指在施术部位涂上刮痧介质后，用刮痧工具直接接触患者皮肤，反复进行刮拭，至皮下呈现痧痕为止。患者取坐位或俯伏位，术者先用热毛巾擦洗患者被刮部位的皮肤，均匀地涂上刮痧介质，然后持刮痧工具在刮拭部位进行刮拭，以刮出出血点为止。此法以受力重、见效快为特点。多用于体质比较强壮的患者。

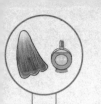

（2）间接刮法：指先在患者将要刮拭的部位放一层毛巾或棉布，覆盖在其刮拭部位的皮肤上，然后再用刮痧工具在毛巾或棉布上进行刮拭，使局部皮肤发红、充血，呈现出斑点来，称为间接刮法。此法以受力轻、动作柔为特点。多用于小儿、年老、体弱、高热、中枢神经系统感染、抽搐及某些皮肤病患者。

2 撮痧法

撮痧法是指施者用手指代替刮具，在患者体表的一定部位，用手指扯、挟、挤、抓至出现红紫痧痕为止的一种方法。根据不同的指法和力度又可分为扯法、挟法、挤法和抓法等。

（1）扯痧法：施术者以拇、食指合力提扯撮痧部位，用力较重，使小血管破裂，以扯出痧痕为止。操作时，拇、食指对抗用力，将皮肤提起，当提至最高点处，两指做上下或旋转的动作，如此进行3~5遍，至皮肤出现痧痕。此法力度较大，具有发散解表、通经疏郁的功效。但要以患者能忍受为度。扯痧法主要用于头部、颈部、背部、面部的太阳穴和印堂穴。

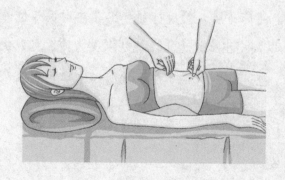

（2）挟痧法（又称钳痧法、揪痧法）：医者五指屈曲，以食指和中指的第2指节对准撮痧部位，对抗用力，提拧患者表皮（两指用力夹紧并扯起），提至最高处时，两指同时带动夹起之皮肤一同旋转，然后松开，使皮肤恢复原状。如此一提一放，反复进行，以能够听到皮肤的弹响，并连连发出"巴巴"声响为最佳。在同一部位可连续操作6或7遍，这时被拧起的部位皮肤就会出现"痧痕"。由于揪的作用对皮肤有较强的牵引力，所以常引起局部或全身反应，使施术部位的皮肤潮红，且稍有疼痛感，但痧被揪出，局部出现瘀血后，患者就会感到周身舒展。此法多选择在腧穴上，

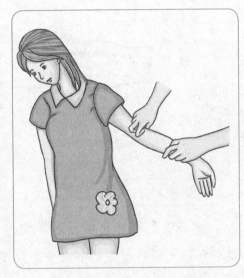

具有通经活络、活血止痛、调和阴阳、引血下行的功效。适用于皮肤张力不大的头部及腹、颈、肩、背等处。

（3）挤痧法：施术者用拇指和食指在施术部位用力挤压，连续操作3~5次，挤出一块块或一小排紫红色痧斑为止。此法多选用体表各个腧穴来操作，一般用于头额部位。

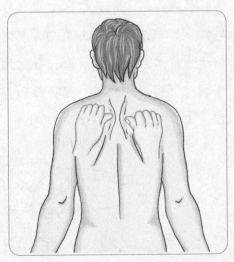

（4）抓痧法：施术者以拇指、食指和中指三指对抗用力，在患者撮痧部位体表游走，交替、反复、持续、均匀地提起施治的部位或穴位。被着力的局部在指的不断对合转动下提夹，以手指的自然滑动，使皮肉自指滑行移动，至出现痧痕为止。此法具有疏通经络、健脾和胃、调和气血、行气活血之功效。

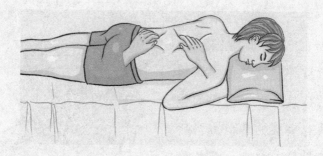

3 挑痧法

挑痧法是用针具在人体体表的一定部位或穴位上，刺入皮下挑断纤维丝或挤出点滴瘀血来治疗疾病的方法。挑痧时，施者先用酒精棉球将挑刺部位消毒，然后左手捏起挑刺部位的皮肉，右手持三棱针，对准部位，将针横向轻快刺入皮肤，挑破皮肤0.2～0.3厘米，再深入皮下，挑断皮下白色纤维组织或青筋、有白色纤维组织的地方，挑尽为止。如有青筋的地方，每点挑3下，同时用双手挤出瘀血。术后用碘酒消毒，敷上无菌纱布，胶布固定。此法主要用于头部、颈部、胸部、腰背部和四肢部等。可治疗暗痧、宿痧、郁痧、闷痧等症。

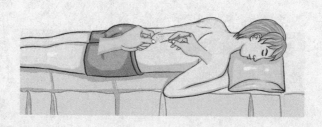

4 放痧法

放痧法是刮痧疗法中的一种配合使用疗法。主要用于四肢末端穴位、口腔内穴位、五官部位的部分穴位，以及一些不能施以刮痧法的部位，或是为了增强效果而配合使用。本法刺激性强，具有清泻痧毒、通脉开窍、急救复苏等功效，因此多用于重症急救。其方法是施术者用消毒好的三棱针快速点刺皮肤血脉，通过放痧可使血流加速、瘀血和痧毒从体内排出。放痧法又分为泻血法和点刺法两种。

(1)泻血法：常规消毒，左手拇指压在被刺部位的下端，上端用橡皮管结扎，右手持三棱针对准被刺部位的静脉，迅速刺入静脉中1.5～3毫米深，然后出针，使其流出少量血液。出血停止后，用消毒干棉球按压针孔。当出血时，也可轻按静脉上端，以助瘀血排出，毒邪得泄。此法适用于肘窝、腘窝及太阳穴等处的浅表静脉，可用以治疗中暑、急性腰扭伤、急性淋巴管炎等病。

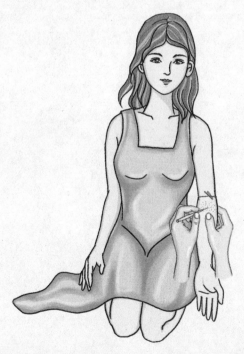

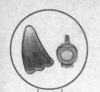

(2)点刺法：针刺前先推按被刺部位，使血液积聚于针刺部位。经常规消毒后，左手拇、食、中三指夹紧被刺部位或穴位的皮肉，右手持针，对准穴位迅速刺入3~6毫米，随即将针退出，轻轻挤压针孔周围，使少量出血，然后用消毒干棉球按压针孔。此法多用于手指或足趾末端穴位，如十宣穴、十二井穴或头面部的太阳穴、印堂穴、攒竹穴、上星穴等。

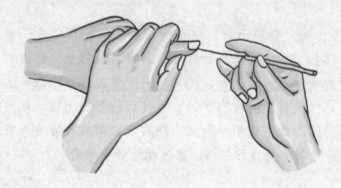

掌握刮痧体位

1 仰卧位

患者面部朝上，平卧于床上，暴露腹部及上肢内侧部。适用于取穴和刮拭头面、胸部、腹部和上肢内侧、前侧、下肢前侧及外侧等部位或穴位。

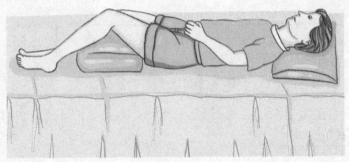

2 俯卧位

患者面部朝下平卧于床上。适用于取穴和刮拭背部、腰骶部和下肢后面及足底部等部位或穴位。

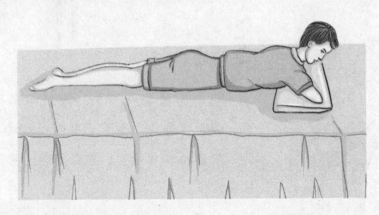

3 侧卧位

患者面部朝向一侧，两膝微微屈曲，身体侧卧。适用于取穴和刮拭一侧的面部、肩胛部、四肢的外侧部和胸部肋间隙、背部肋间隙及身体侧面部穴位。

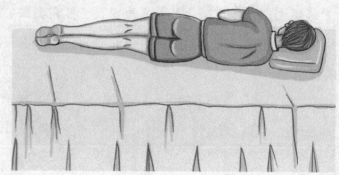

4 正坐位

患者坐于凳上，暴露后背及项部。适用于取穴和刮拭脊柱两侧、头颈的后面、肩胛部、背部、腰骶部以及臀部等部位或穴位，或进行检查脊柱两侧的体位。

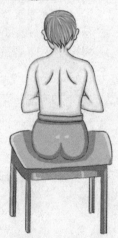

5 仰坐位

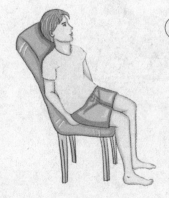

患者仰坐在椅子上，暴露下颌缘以下、喉骨等部位。适用于取穴和刮拭头面部、颈前及喉骨两旁、胸部肋骨间隙等部位或穴位。

谨记刮痧要点

1 避风保暖

刮痧时要选择空气清新、冷暖适宜的室内环境，注意避风、保暖，尤其是在冬季应避寒冷与风口。夏季刮痧时，应回避风扇直接吹刮拭部位。因为刮痧时人体皮肤的毛孔是张开的，如遇风寒之邪，邪气就会直接进入体内，不但影响刮痧效果，还会引发新的疾病。

2 刮拭手法与时间

用泻刮或平补平泻手法进行刮痧时，每个部位一般刮拭时间为3~5分钟；用补刮手法刮拭每个部位时间为5~10分钟。通常一个患者，应选3~5个部位刮拭。体弱年迈者、儿童、特别紧张怕痛的患者宜用补法刮拭。随时注意观察患者的面色表情及全身情况，以便及时发现和处理意外情况；病情重、病灶深，但体质好或疼痛性疾病患者，刮痧宜用泻法或平补平泻法刮拭；病情轻、病灶浅，但体质较差的患者，宜用补法。冬季或天气寒冷时刮痧时间宜稍长，夏季或天气热时则刮痧时间宜缩短。前一次刮痧部位的痧斑未退之前，不宜在原处进行再次刮拭出痧。再次刮痧时间需间隔3~6天，以皮肤上痧退为标准。一般3~5次为1个疗程。凡肌肉丰满处(如背部、臀部、胸部、腹部、四肢)宜用刮痧板的横面(薄面、厚面均可)刮拭，对一些关节处、手脚指部、头面部等肌肉较少、凹凸较多处宜用刮痧板棱角刮拭。

3 刮拭顺序

　　任何病症宜先刮拭颈项部。一般原则是先刮头颈部、背腰部，再刮胸腹部，最后刮四肢和关节部。每个部位一般先刮阳经，后刮阴经；先刮拭身体左侧，后刮拭身体右侧。要顺一个方向刮拭，不要来回刮，原则上由上而下，由内侧向外侧。面部由内侧刮向外侧，头部由头顶向周围，项部由上向下，背腰部由上而下及由内侧向外侧，胸部由内侧向外侧，腹部由上而下，四肢由上而下。应刮完一处之后再刮另一处，不可无次序地东刮一下，西刮一下。

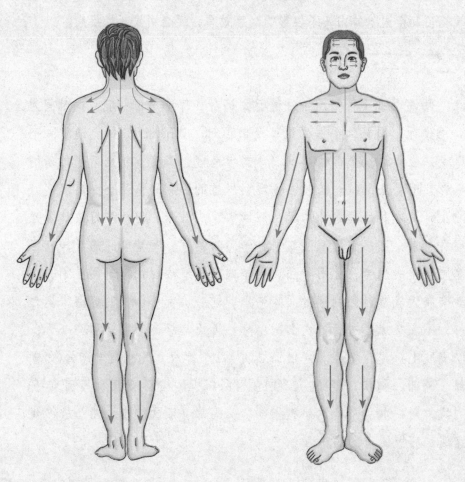

4 不可强求出痧

刮痧时以出痧为度，但不可强求出痧。只要刮至皮肤毛孔清晰可见，无论出痧与否，都会起到平衡阴阳、疏通经络、畅达气血的功能。室温低时不易出痧，血瘀之证、实证、热证容易出痧，虚证、某些寒证、肥胖症与服激素类药物后均不易出痧。对于不容易出痧的病症和部位，只要刮拭方法和部位正确，就有治疗效果。片面追求出痧而过分刮拭，不仅消耗正气，还可造成软组织损伤。

5 刮痧后

刮拭完毕后，应用医用棉球擦净患者身上的刮痧油，穿上衣服，休息一会儿。若是面部刮痧，半小时后方可到室外活动。刮痧后宜饮一杯淡的糖盐水，以利于新陈代谢、补充津液、促进排毒。

6 刮痧时限与疗程

刮痧时限与疗程应根据不同疾病之间的性质及患者体质状况等因素灵活掌握。一般每个部位刮20次左右，以使患者能耐受或出痧为度。在刮痧治疗时，汗孔开泄，为了有利于扶正祛邪、防止耗散正气，或祛邪而不伤正，所以每次刮治时间以20～25分钟为宜。初次治疗时间不宜过长，手法不宜太重，不可一味片面强求出痧。间隔5～7日后或患处无痛感时再实施第二次，直到原处清平无斑块，病症自然就痊愈了。通常连续治疗7～10次为1个疗程，间隔10日再进行下一个疗程。如果刮拭完成两个疗程仍无效者，应进一步检查，必要时改用其他疗法。

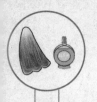

走好刮痧六步

第一步 刮痧前一定要保持良好的心理状态，避免紧张、恐惧心理，要全身心放松。如果是让别人刮痧，应与刮痧者积极配合。

第二步 准备齐全刮痧器具与用品。检查刮具边缘是否光滑、安全。另外，刮痧板一定要消毒。

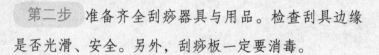

第三步 根据患者所患疾病的性质与病情，确定治疗部位，尽量暴露，用毛巾擦洗干净，选择合适的体位。在刮拭部位均匀地涂抹刮痧油，如果是美容，就涂美容刮痧乳。刮痧油或美容刮痧乳用量宜薄不宜厚。

第四步 一般右手持刮痧工具，灵活利用腕力、臂力，切忌生硬用蛮力。硬质刮具的平面与皮肤之间角度以45°为宜，切不可成推、削之势。用力要均匀、适中，由轻渐重，不可忽轻忽重，并保持一定的按压力，以患者能耐受为度，使刮拭的作用力传达到深层组织，而不是在皮肤表面进行摩擦。刮拭面尽量拉长，点线面三者兼顾，综合运用。点是刺激穴位，线是循经走络，面是作用皮部。

第五步　头部刮治，可不用刮痧油，亦可隔衣刮拭，以患者能耐受为度。

第六步　刮完后，擦干水渍、油渍，让患者穿好衣服，休息一会儿，再适当饮用一些姜汁糖水或白开水，就会让其感到异常轻松和舒畅。一般刮拭后半小时左右皮肤表面的痧点会逐渐融合成片，刮痧后24～48小时出痧表面的皮肤触摸时有痛感或自觉局部皮肤有微微发热。这些都属于正常反应，休息后即可恢复正常。一般深部出现的包块样痧或结节样痧在皮肤表面逐渐呈现深紫色或青黑色，消退也较缓慢。

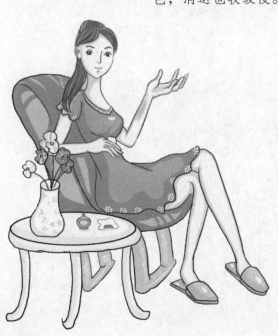

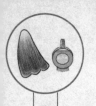

晕刮如何处理

如果在刮痧过程中，患者出现头晕、目眩、心慌、出冷汗、面色苍白、四肢发冷、恶心欲吐或神昏仆倒等晕刮现象，应及时停止刮拭，迅速让其平卧，取头低脚高体位。让患者饮用一杯温糖开水，并注意保温，迅速用刮痧板刮拭患者百会穴（重刮）、水沟穴（棱角轻刮）、内关穴（重刮）、足三里（重刮）、涌泉穴（重刮），静卧片刻即可恢复正常。

对于晕刮应注意预防。如初次接受刮痧治疗、精神过度紧张或身体虚弱者，应做好解释工作，消除患者对刮痧的顾虑，同时手法要轻，即用补法。若饥饿、疲劳、大渴时，不要对其刮痧，应令其进食、休息、饮水后再予刮拭。施术者在刮痧过程中要精神专注，随时注意患者的神色，询问患者的感受，一旦有不适情况，应及时纠正或及早采取处理措施，以防出现晕刮现象。

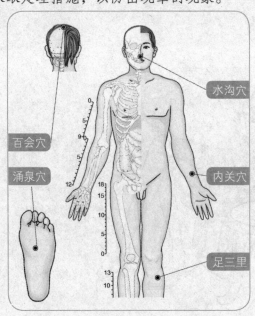

刮拭后的反应

刮痧治疗后，由于病情不同，刮拭部位可出现不同颜色、不同形态的痧。痧的颜色有：鲜红色、暗红色、紫色及青黑色。痧的形态有：散在、密集或斑块状，湿邪重者多出现水疱样痧。有的皮肤深层表现为隐约可见的青紫色、大小不一的包块状或结节状，或伴有局部发热感。

刮痧治疗半小时左右，皮肤表面的痧逐渐融合成片，深部色块样痧慢慢消失，并逐渐由深部向体表扩散。12小时左右，色块样痧表面皮肤逐渐呈青紫色或青黑色。24～48小时，出痧皮肤表面时有触痛感、微微发热感。如刮拭手法过重或刮拭时间过长、体质虚弱者会出现短时间疲劳感、全身低热，休息后可恢复正常。

刮痧5～7天，痧点即可消退。消退时间与病情轻重、出痧部位、痧色和深浅有关。一般来说，胸背部的痧、上肢部的痧、颜色浅的痧及皮肤表面的痧消退较快；而腹部的痧、下肢部的痧、颜色深的痧及皮下深部的痧消退较慢。另外，阴经部的痧较阳经部的痧消退慢，慢者一般延至2周左右。

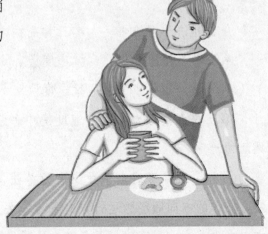

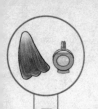
刮痧治疗的补泻手法

刮痧疗法分为补法、泻法和平补平泻法。它的补泻作用，取决于操作力量的轻重、速度的缓急、时间的长短、刮拭的快慢、刮拭的方向等诸多因素。

1 补 法

补法是指能鼓舞人体的正气，使低下的功能恢复旺盛的方法。刮拭按压力小（轻），刮拭速度慢，刺激时间较长，向心脏方向的手法为补法。适用于年老、体弱、久病、重病或体形瘦弱之虚证患者。

2 泻 法

泻法是指能疏泄病邪、使亢进的功能恢复正常的方法。刮拭按压力大（重），刮拭速度快，刺激时间较短，背离心脏方向的手法为泻法。适用于年轻、体壮、新病、急病或形体壮实之实证患者。

3 平补平泻法

介于补法和泻法之间。有三种刮拭方法：

第一种为按压力大，刮拭速度慢。

第二种为按压力小，刮拭速度快。

第三种为按压力中等，速度适中。常用于正常人保健或虚实兼见证的治疗。

另外，选择痧痕点个数少者为补法，选择痧痕点数量多者为泻法。操作的方向顺经脉运行方向者为补法，操作的方向逆经脉运行的方向者为泻法。刮痧后加温灸者为补法，刮痧后加拔罐者为泻法。

刮痧治疗的一般运板方法

1 持板法

　　施术者一般用右手（左手也可）拿住刮板，拇指放在刮板的一侧，其余四指放在刮板的另一侧。治疗时刮板厚的一面对手掌，保健时刮板薄的一面对手掌。这里需要施术者注意，身体平坦部位和凹陷部位的刮拭手法不同，持板的方法也有所区别。但是无论什么手法，手指末端离刮痧板接触皮肤的部位越近，刮拭越省力，效果越好。

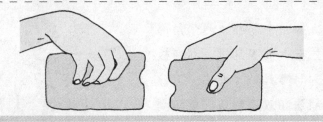

2 刮拭角度

　　刮板与刮拭方向保持45°～90°进行刮痧，以45°应用得较多，这个角度可以减轻刮痧过程中的疼痛，增加舒适感。刮痧时用力要均匀，由上而下或由中线向两侧刮拭。

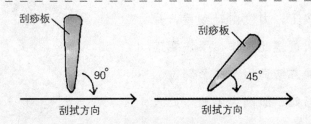

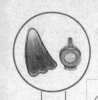

3 运板法

（1）面刮法：面刮法是刮痧治病最常见的刮拭方法。其方法是手持刮痧板，用刮板的1/2边缘或整个边缘接触皮肤，向刮拭的方向倾斜45°左右，用腕力自上而下或从内到外均匀地向同一方向直线刮拭。此法适用于身体比较平坦部位的刮痧疗法。

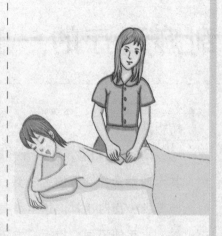

（2）角刮法：角刮法是指用刮痧板的一个角部或两个角部在穴位处自上而下刮拭，刮痧板向刮拭方向倾斜45°左右，可分为单角刮法和双角刮法。单角刮法适用于颈部风池穴，肩部肩贞穴，胸部膻中、中府、云门穴。双角刮法常用于脊椎部位的诊断、保健和治疗。

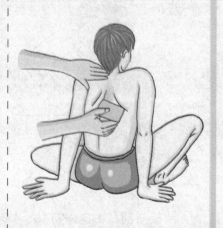

（3）点按法：点按法是指将刮痧板角部与穴位呈垂直的90°角向下按压，力度由轻到重，片刻后多次重复此操作，手法要连贯。这种方法适用于关节部位、骨骼凹陷处、肌肉丰满处，如人中、膝眼等穴。

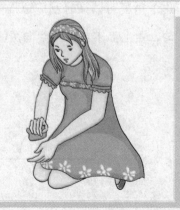

（4）按揉法：刮痧按揉法可分为垂直按揉法和平面按揉法两种。垂直按揉法将刮痧板的边缘以90°角按压在穴区上，刮痧板始终不离开所接触的皮肤，做柔和的慢速按揉。垂直按揉法适用于骨缝部穴位，以及第二掌骨桡侧全息穴区的诊断和治疗；平面按揉法是指刮痧板角部的平面小于20°角按压在穴位上，做柔和、缓慢的旋转运动。这种刮拭方法通常适用于对脏腑有强壮作用的穴位，如足三里、合谷、内关等。

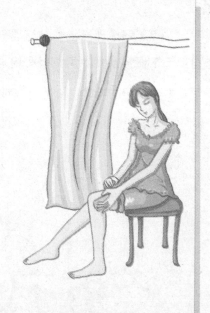

（5）拍打法：将刮痧板一端的平面或将五指和手掌弯曲成弧状拍打体表部位的经穴。拍打前要在拍打部位涂上刮痧油，用力要适度，位置要准确，不要移位。拍打法多用于四肢，特别是肘窝和腘窝处，可治疗四肢疼痛、麻木及心肺疾病。

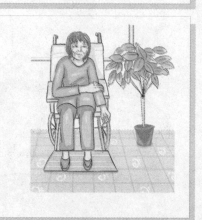

（6）厉刮法：将刮痧板的一个角与刮痧部位呈90°直角，刮板始终不要离开刮痧皮肤，并施以适度的压力，做大约3厘米长的前后或左右刮拭。这种刮痧方法适用于头部全息穴区。

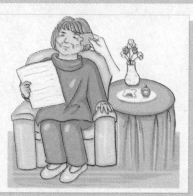

（7）舒筋理气法：舒筋理气法是指按经络走向，用刮板自下而上或自上而下循经刮拭，用力轻柔均匀，平稳和缓，连续不断。一次刮拭面宜长，一般适用于上肢、下肢及背部的刮痧。

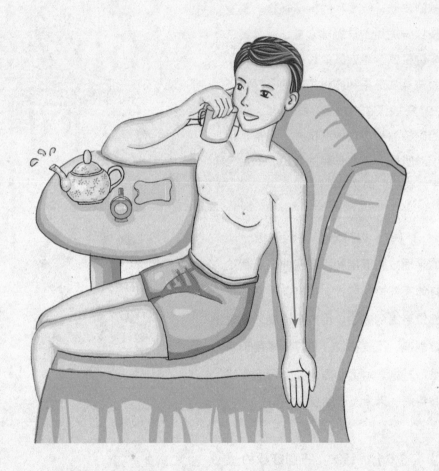

刮痧禁忌须知

（1）患者患有重度的心脏病出现心力衰竭者、肾脏病出现肾衰竭者、肝硬化腹水者的腹部、全身重度水肿者，禁忌刮痧。

（2）大血管显现处禁用重刮，可用棱角避开血管用点按轻手法刮拭。下肢静脉曲张、下肢水肿的患者，刮拭方向应从下向上刮拭，用轻手法。

（3）有出血倾向的疾病如白血病、血小板减少等慎刮(即只能用轻手法刮拭，不要求出痧)。

（4）皮肤高度过敏，皮肤病如皮肤上破损溃疡、疮头，新鲜或未愈合的伤口，或外伤骨折处禁刮。

（5）久病年老、极度虚弱、消瘦者慎刮(即只能用轻手法保健刮拭)。

（6）孕妇的腹部、腰骶部，妇女的乳头禁刮。

（7）眼睛、耳孔、鼻孔、舌、口唇、前后二阴、肚脐(神阙穴)处禁刮。

（8）醉酒、过饥、过饱、过渴、过度疲劳者禁刮，以免出现晕刮现象。

（9）小儿囟门未合时，头颈部禁用刮痧。

（10）对尿潴留患者的小腹部慎用重力刮痧，以轻力揉按为准。

（11）刮痧出痧后30分钟以内忌洗凉水澡。

（12）过度饥饱、过度疲劳、醉酒者不可接受重力、大面积刮痧，否则会引起虚脱。

（13）精神病患者禁用刮痧法，因为刮痧会刺激这类患者发病。

第三章
刮痧要穴的位置、功效及主治

身体自有大药，即经穴。那么，作为身体自身生长的这些"药物"，在寻觅的过程中，牵涉三个方面的问题：其一，我们到哪里去找这些"药"？其二，这些"药物"的功效如何，能够治疗什么疾病？其三，这些"药物"主治哪些疾病？凡此种种，本章站在预防为先的高度为你一一介绍。

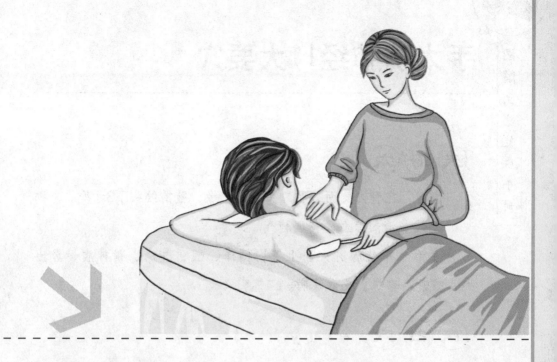

手太阴肺经11大要穴 → 手少阴心经9大要穴

手厥阴心包经9大要穴 → 手阳明大肠经11大要穴

手太阳小肠经9大要穴 → 手少阳三焦经16大要穴

足阳明胃经21大要穴 → 足少阳胆经21大要穴

足太阳膀胱经25大要穴 → 足厥阴肝经9大要穴

足太阴脾经14大要穴 → 足少阴肾经11大要穴

手太阴肺经11大要穴

天 府 穴

位置　在臂内侧面，肱二头肌桡侧缘，腋前纹头下3寸处。

功效　清热凉血，调理肺气。

主治　甲状腺肿大、上臂内侧痛、咽喉肿痛、精神病、鼻出血、咳嗽、哮喘、吐血等病。

侠 白 穴

位置　在臂内侧面，肱二头肌桡侧缘，腋前纹头下4寸，或肘横纹上5寸处。

功效　宽胸和胃，调理肺气。

主治　上臂内侧痛、支气管炎、心动过速、咳嗽、干呕、气短、心悸等病。

列 缺 穴

位置　在前臂桡侧缘，桡骨茎突上方，腕横纹上1.5寸，当肱桡肌与拇长展肌腱之间。

功效　利水通淋，舒筋通络，调理肺气。

主治　三叉神经痛、口眼㖞斜、手腕无力、咽喉肿痛、腱鞘炎、高血压、头痛、牙痛、腕痛、咳喘等。

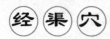

位置　在前臂掌面桡侧，桡骨茎突与桡动脉之间凹陷处，腕横纹上1寸。

功效　降逆平喘，调理肺气。

主治　咽喉肿痛、腕痛、无力、咳嗽、哮喘、胸痛、发热等病。

太渊穴

位置　在腕掌侧横纹桡侧，桡动脉搏动处。

功效　通调血脉，调理肺气，止咳化痰。

主治　肺痨咯血、心动过速、无脉症、咳嗽、哮喘、胸满等病。

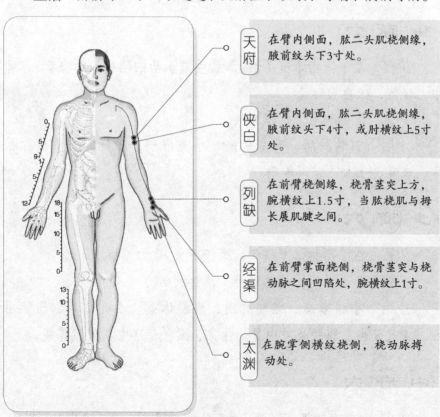

天府　在臂内侧面，肱二头肌桡侧缘，腋前纹头下3寸处。

侠白　在臂内侧面，肱二头肌桡侧缘，腋前纹头下4寸，或肘横纹上5寸处。

列缺　在前臂桡侧缘，桡骨茎突上方，腕横纹上1.5寸，当肱桡肌与拇长展肌腱之间。

经渠　在前臂掌面桡侧，桡骨茎突与桡动脉之间凹陷处，腕横纹上1寸。

太渊　在腕掌侧横纹桡侧，桡动脉搏动处。

尺泽穴

位置　在肘横纹中、肱二头肌腱桡侧凹陷处。

功效　清热和中，调理肺气，通络止痛。

主治　上肢瘫痪、咽喉肿痛、胸部胀满、肘臂挛痛、小儿惊风、咳嗽、气喘、咯血、吐泻、腹痛、乳痛、潮热等病。

孔最穴

位置　在前臂掌面桡侧，当尺泽与太渊连线上，腕横纹上7寸。

功效　清热利咽，调整肺气。

主治　身热无汗、肘臂挛痛、咽喉肿痛、支气管炎、扁桃体炎、气喘、咯血、肺炎、冷痛、痔疮等病。

鱼际穴

位置　在手拇指本节（第1掌指关节）后凹陷处，约当第1掌骨中点桡侧，赤白肉际处。

功效　清热利咽，调理肺气。

主治　咽喉肿痛、乳房肿痛、小儿疳积、多汗症、头痛、指挛、咳嗽、吐血、肺炎等病。

少商穴

位置　在手拇指末节桡侧，距指甲角0.1寸（指寸）。

功效　苏厥开窍，清热醒神，清热利咽。

主治　手指挛痛、咽喉肿痛、扁桃体炎、小儿惊风、齿龈出血、支气管炎、腮腺炎、中暑、休克、癫狂、卒中、瘾症等病。

中府穴

位置　在胸外侧部，云门下1寸，平第1肋间隙处，距前正中线6寸。

功效　止咳平喘，养阴清热，调理肺气。

主治　肩背酸痛、肺结核、咳嗽、哮喘、肺炎、喉痹、气喘、胸闷、胸痛、腹胀等病。

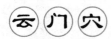

位置　在胸前壁的外上方，肩胛骨喙突上方，锁骨下窝凹陷处，距前正中线6寸。

功效　调理肺气。

主治　肩关节周围炎、咽喉肿痛、胸痛、咳嗽、哮喘等病。

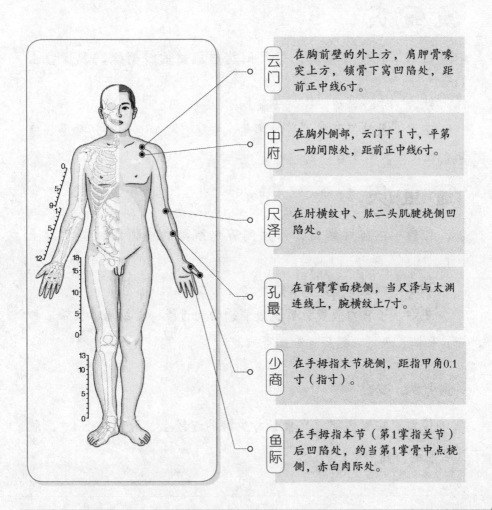

云门	在胸前壁的外上方，肩胛骨喙突上方，锁骨下窝凹陷处，距前正中线6寸。
中府	在胸外侧部，云门下1寸，平第一肋间隙处，距前正中线6寸。
尺泽	在肘横纹中、肱二头肌腱桡侧凹陷处。
孔最	在前臂掌面桡侧，当尺泽与太渊连线上，腕横纹上7寸。
少商	在手拇指末节桡侧，距指甲角0.1寸（指寸）。
鱼际	在手拇指本节（第1掌指关节）后凹陷处，约当第1掌骨中点桡侧，赤白肉际处。

手少阴心经9大要穴

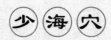

位置 屈肘，在肘横纹内侧端与肱骨内上髁连线的中点处。

功效 化瘀宁心，行气活血。

主治 三叉神经痛、肘臂挛痛、心绞痛、胸膜炎、落枕、头痛、目眩、手颤、肘挛、呕吐、健忘等病。

灵道穴

位置 在前臂掌侧，当尺侧腕屈肌腱的桡侧缘，腕横纹上1.5寸。

功效 宁心醒神，行气活血。

主治 尺神经麻痹、臂肘挛痛、手痒、心痛、干呕、悲恐、癔症、神昏、失眠等病。

通里穴

位置 在前臂掌侧，当尺侧腕屈肌腱的桡侧缘，腕横纹上1寸。

功效 通经活络，宁心醒神，行气活血。

主治 子宫内膜炎、臂腕酸痛、心动过缓、心绞痛、头晕、神昏、目眩、失眠、癔症、癫痫等病。

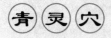

位置 在臂内侧，当极泉与少海的连线上，肘横纹上3寸，肱二头肌的内侧沟中。

功效 宽胸宁心，行气活血。

主治 肩臂红肿、麻痹、胁痛、心痛等病。

阴 郄 穴

位置 在前臂掌侧，当尺侧腕屈肌腱的桡侧缘，腕横纹上0.5寸。

功效 养阴安神，行气活血。

主治 子宫内膜炎、神经衰弱、鼻出血、盗汗、惊悸、心痛、吐血、喉痹、失眠等病。

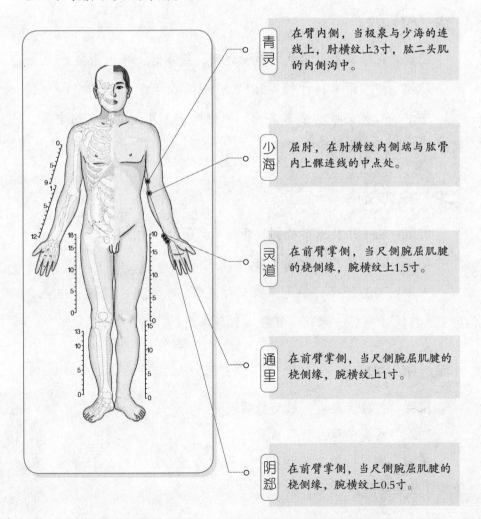

青灵	在臂内侧，当极泉与少海的连线上，肘横纹上3寸，肱二头肌的内侧沟中。
少海	屈肘，在肘横纹内侧端与肱骨内上髁连线的中点处。
灵道	在前臂掌侧，当尺侧腕屈肌腱的桡侧缘，腕横纹上1.5寸。
通里	在前臂掌侧，当尺侧腕屈肌腱的桡侧缘，腕横纹上1寸。
阴郄	在前臂掌侧，当尺侧腕屈肌腱的桡侧缘，腕横纹上0.5寸。

神门穴

位置 在腕部，腕掌侧横纹尺侧端，尺侧腕屈肌腱的桡侧凹陷处。

功效 宁心安神，通经活络。

主治 神经衰弱、扁桃体炎、产后失血、无脉症、心痛、吐血、惊风、失眠、健忘、癔症、癫痫等病。

少府穴

位置 在手掌面，第4、5掌骨之间，握拳时，当小指尖处。

功效 清心泻火，行气活血。

主治 心律失常、手掌多汗、手指拘挛、月经过多、胸中痛、阴痒、心悸、遗尿、失眠等病。

少冲穴

位置 在手小指末节桡侧，距指甲角0.1寸（指寸）。

功效 清热醒神，行气活血。

主治 胸胁胀痛、小儿惊厥、心绞痛、心肌炎、高热、中暑、卒中、惊风、癔症、癫狂、昏厥、目黄等病。

极泉穴

位置 在腋窝顶点，腋动脉搏动处。

功效 宽胸宁神，行气活血。

主治 胸闷心悸、乳汁不足、臂肘冷痛、冠心病、肺心病、心绞痛、腋臭等病。

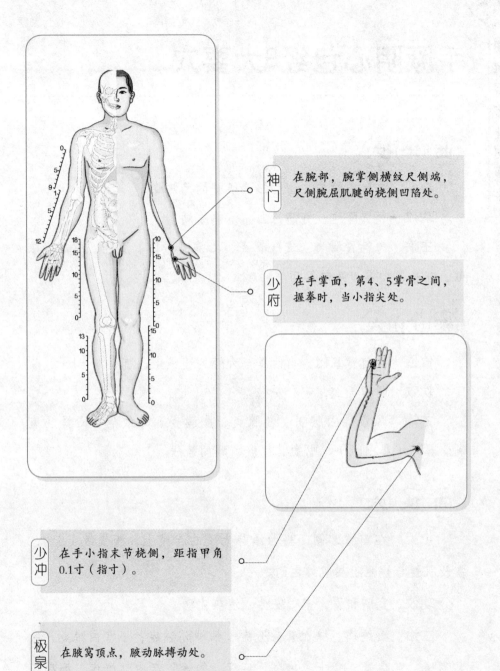

神门 在腕部，腕掌侧横纹尺侧端，尺侧腕屈肌腱的桡侧凹陷处。

少府 在手掌面，第4、5掌骨之间，握拳时，当小指尖处。

少冲 在手小指末节桡侧，距指甲角0.1寸（指寸）。

极泉 在腋窝顶点，腋动脉搏动处。

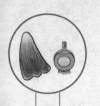

手厥阴心包经9大要穴

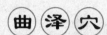

位置　在肘横纹中，当肱二头肌腱的尺侧缘。

功效　和胃降逆，舒筋活血，清热除烦。

主治　急性胃肠炎、支气管炎、心痛、心悸、腹痛、腹泻、咳嗽、呕吐、烦渴、身热等病。

郄门穴

位置　在前臂掌侧，当曲泽与大陵的连线上，腕横纹上5寸。

功效　调理气血，宁心安神。

主治　风湿性心脏病、乳腺炎、胸膜炎、心绞痛、心悸、胸满、鼻衄（鼻出血）、呕血、癔症、癫痫等病。

间使穴

位置　在前臂掌侧，当曲泽与大陵的连线上，腕横纹上3寸，掌长肌腱与桡侧腕屈肌腱之间。

功效　宽胸和胃，宁心安神，清热化痰。

主治　心绞痛、脑血管后遗症、精神分裂症、子宫内膜炎、肘臂挛痛、胃脘痛、呕吐、热病、疟疾、昏迷、卒中、癔症、癫痫等病。

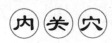

位置 在前臂掌侧，当曲泽与大陵的连线上，腕横纹上2寸，掌长肌腱与桡侧腕屈肌腱之间。

功效 宁心安神，理气降逆。

主治 风湿性心脏病、胸胁胀痛、肘臂挛痛、心动过速、神经衰弱、精神失常、偏头痛、无脉症、心痛、心悸、呕吐、胃痛、呃逆、惊风、疟疾、热病、失眠、昏迷、眩晕、中暑、癔症、癫痫等病。

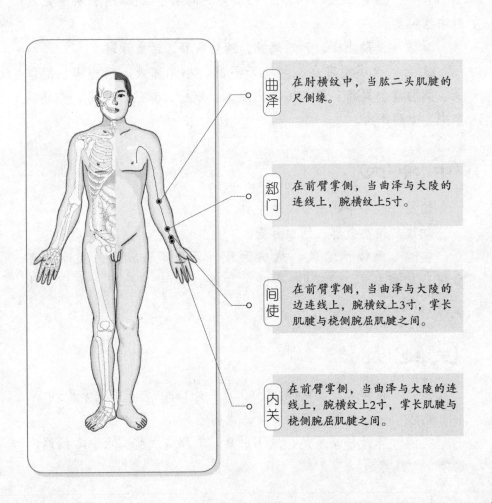

曲泽 在肘横纹中，当肱二头肌腱的尺侧缘。

郄门 在前臂掌侧，当曲泽与大陵的连线上，腕横纹上5寸。

间使 在前臂掌侧，当曲泽与大陵的边连线上，腕横纹上3寸，掌长肌腱与桡侧腕屈肌腱之间。

内关 在前臂掌侧，当曲泽与大陵的连线上，腕横纹上2寸，掌长肌腱与桡侧腕屈肌腱之间。

大陵穴

位置 在腕掌横纹的中点处，当掌长肌腱与桡侧腕屈肌腱之间。

功效 宽胸和胃，宁心安神，清热散邪，理气活血。

主治 肘和臂及手挛痛、胸胁胀痛、咽喉肿痛、神经衰弱、心悸、头痛、中暑、胃痛、瘾症、癫痫等病。

劳宫穴

位置 在手掌心，当第2、3掌骨之间偏于第3掌骨，握拳屈指时中指尖处。

功效 消肿止痒，开窍醒神，清热散邪，活血开窍。

主治 大小便带血、热病汗不出、小儿惊厥、精神病、鹅掌风、胸胁痛、胃痛、鼻衄（鼻出血）、呕吐、黄疸、耳鸣、昏迷、卒中、癫痫等病。

中冲穴

位置 在手中指末节尖端中央。

功效 清热散邪，活血开窍。

主治 急慢性惊风、热病无汗、舌强不语、小儿夜啼、高血压、心绞痛、脑出血、昏迷、中暑、卒中、晕厥、癫痫、休克等病。

天池穴

位置 在胸部，当第4肋间隙，乳头外1寸，前正中线旁开5寸。

功效 活血化瘀，宁心安神，宽胸理气。

主治 乳汁分泌不足、腋下肿痛、乳腺炎、脑充血、心绞痛、胸痛、心悸等病。

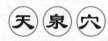

位置　在臂内侧，当腋前纹头下2寸，肱二头肌的长、短头之间。

功效　活血通脉，宽胸理气。

主治　上臂内侧痛、肋间神经痛、支气管炎、心动过速、视力减退、心绞痛等病。

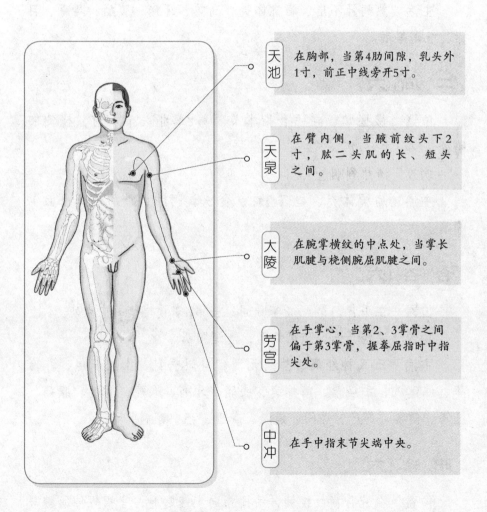

天池　在胸部，当第4肋间隙，乳头外1寸，前正中线旁开5寸。

天泉　在臂内侧，当腋前纹头下2寸，肱二头肌的长、短头之间。

大陵　在腕掌横纹的中点处，当掌长肌腱与桡侧腕屈肌腱之间。

劳宫　在手掌心，当第2、3掌骨之间偏于第3掌骨，握拳屈指时中指尖处。

中冲　在手中指末节尖端中央。

手阳明大肠经11大要穴

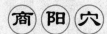

商 阳 穴

位置　在手食指末节桡侧，距指甲角0.1寸（指寸）。

功效　苏厥开窍，疏泻阳明，祛热醒神。

主治　热病汗不出、扁桃体炎、高热、牙痛、腹痛、耳聋、目赤、吐泻等病。

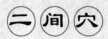

二 间 穴

位置　微握掌，在手食指本节（第2掌指关节）前，桡侧凹陷处。

功效　清热利咽。

主治　扁桃体炎、口眼㖞斜、食积、腮肿、鼻衄（鼻出血）等病。

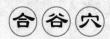

合 谷 穴

位置　在手背，第1、2掌骨间，当第2掌骨桡侧的中点处。

功效　通经开窍，疏风镇痛，清泻阳明。

主治　三叉神经痛、热病无汗、口眼㖞斜、上肢麻痹、荨麻疹、鹅掌风、手痉挛、精神病、头痛、牙痛、喉痛、臂痛、腹痛、吐泻、便秘、滞产、经闭、消渴、聋哑、卒中等病。

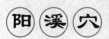

阳 溪 穴

位置　在腕背横纹桡侧，手拇指向上翘起时，当拇短伸肌腱与拇长伸肌腱之间的凹陷中。

功效　舒筋利节，清热散风。

主治　腕部腱鞘炎、面神经麻痹、咽喉肿痛、腕痛无力、食管痉挛、目痛生翳、耳鸣、耳聋、头痛、臂痛等病。

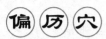

位置　屈肘，在前臂背面桡侧，当阳溪与曲池连线上，腕横纹上3寸。

功效　清热利湿，舒筋活络。

主治　腕部腱鞘炎、上肢酸痛、口眼㖞斜、耳鸣、牙痛、瘫痪等病。

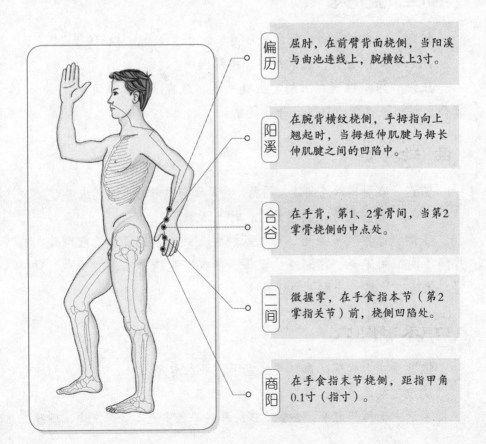

偏历	屈肘，在前臂背面桡侧，当阳溪与曲池连线上，腕横纹上3寸。
阳溪	在腕背横纹桡侧，手拇指向上翘起时，当拇短伸肌腱与拇长伸肌腱之间的凹陷中。
合谷	在手背，第1、2掌骨间，当第2掌骨桡侧的中点处。
二间	微握掌，在手食指本节（第2掌指关节）前，桡侧凹陷处。
商阳	在手食指末节桡侧，距指甲角0.1寸（指寸）。

温溜穴

位置 屈肘，在前臂背面桡侧，当阳溪与曲池连线上，腕横纹上5寸。

功效 舒筋活络，清泻阳明。

主治 上肢瘫痪、扁桃体炎、口腔炎、头痛、面肿等。

上廉穴

位置 在前臂背面桡侧，当阳溪与曲池连线上，肘横纹下3寸。

功效 通经活络，调理肠胃。

主治 脑血管病后遗症、肠鸣腹痛、肩周炎等病。

手三里穴

位置 在前臂背面桡侧，当阳溪与曲池连线上，肘横纹下2寸。

功效 调理肠胃，疏风活络，清泻阳明。

主治 原发性高血压病、上肢不遂、腰背痛、乳腺炎、牙痛、腹痛、腹泻、颌肿、胃痛、瘫痪等病。

曲池穴

位置 在肘横纹外侧端，屈肘，当尺泽与肱骨外上髁连线中点。

功效 舒筋利节，调理肠胃，行气活血。

主治 原发性高血压、甲状腺肿大、流行性感冒、上肢肿痛、月经不调、阑尾炎、荨麻疹、湿疹、便秘、腹痛、吐泻、咳嗽、哮喘、牙痛、发热、丹毒、癫狂等病。

口禾髎穴

位置 在上唇部，鼻孔外缘直下，平水沟穴。

功效 祛风清热，开窍。

主治 面神经麻痹、嗅觉减退、鼻衄（鼻出血）、鼻息肉、腮腺炎等病。

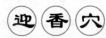

位置　在鼻翼外缘中点旁，当鼻唇沟中。

功效　通利鼻窍，清热散风。

主治　口眼㖞斜、水肿、面痛、面痒、鼻疾等病。

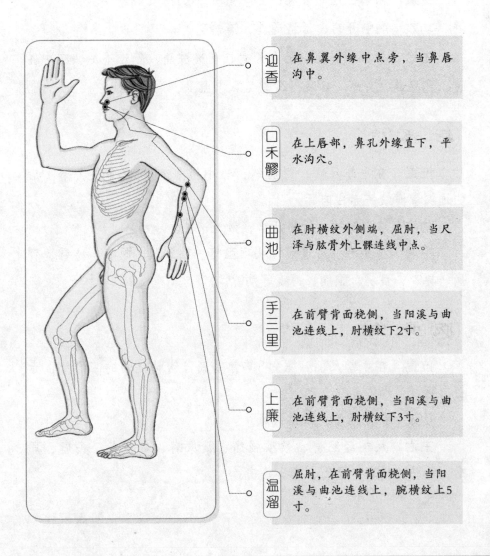

迎香	在鼻翼外缘中点旁，当鼻唇沟中。
口禾髎	在上唇部，鼻孔外缘直下，平水沟穴。
曲池	在肘横纹外侧端，屈肘，当尺泽与肱骨外上髁连线中点。
手三里	在前臂背面桡侧，当阳溪与曲池连线上，肘横纹下2寸。
上廉	在前臂背面桡侧，当阳溪与曲池连线上，肘横纹下3寸。
温溜	屈肘，在前臂背面桡侧，当阳溪与曲池连线上，腕横纹上5寸。

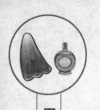

手太阳小肠经9大要穴

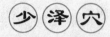

少　泽　穴

位置　在手小指末节尺侧，距指甲角0.1寸（指寸）。

功效　利咽开窍，活络通乳，清热醒神。

主治　精神分裂症、脑血管病、咽喉肿痛、乳汁不足、卒中昏迷、乳腺炎、头痛、目翳、鼻衄（鼻出血）、疟疾等病。

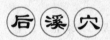

后　溪　穴

位置　在手掌尺侧，微握拳，当小指本节（第5掌指关节）后的远侧掌横纹头赤白肉际。

功效　清心安神，舒筋活络，散风清热。

主治　小儿麻痹后遗症、头项强痛、鹅掌风、热病、感冒、臂痛、耳聋、目翳、癫痫、瘫痪等病。

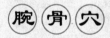

腕　骨　穴

位置　在手掌尺侧，当第5掌骨基底与钩骨之间的凹陷处，赤白肉际。

功效　舒筋活络，清热散风。

主治　尺神经麻痹、颈项强痛、糖尿病、口腔炎、头痛、耳鸣、手肿、指挛、臂痛、瘫痪等病。

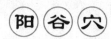 阳 谷 穴

位置 在手腕尺侧，当尺骨茎突与三角骨之间的凹陷处。

功效 舒筋利节，清热泻火。

主治 肋间神经痛、手腕酸痛、颊颌肿痛、耳聋、耳鸣、臂痛、牙痛、目眩、热病等病。

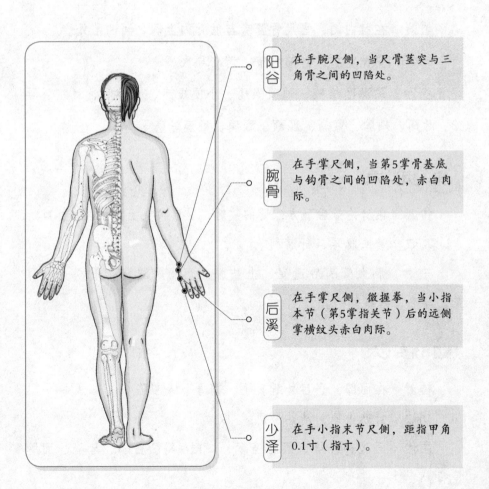

阳谷 在手腕尺侧，当尺骨茎突与三角骨之间的凹陷处。

腕骨 在手掌尺侧，当第5掌骨基底与钩骨之间的凹陷处，赤白肉际。

后溪 在手掌尺侧，微握拳，当小指本节（第5掌指关节）后的远侧掌横纹头赤白肉际。

少泽 在手小指末节尺侧，距指甲角0.1寸（指寸）。

养老穴

位置 在前臂背面尺侧，当尺骨小头近端桡侧凹陷中。

功效 清头明目，舒筋活络，清热利湿。

主治 脑血管病后遗症、急性腰扭伤、肩臂酸痛、小便短赤、口舌生疮、落枕等病。

小海穴

位置 在肘内侧，当尺骨鹰嘴与肱骨内上髁之间凹陷处。

功效 安神定志，舒筋利节，清心导火。

主治 颈淋巴结核、颈项强痛、小便短赤、精神病、目眩、耳聋、牙痛、颊肿、臂痛、震颤、癫痫、瘫痪等病。

肩贞穴

位置 在肩关节后下方，臂内收时，腋后纹头上1寸（指寸）。

功效 清头聪耳，舒筋利节。

主治 脑血管病后遗症、上肢肿痛、肩胛酸痛、肩周炎、耳聋、耳鸣、瘫痪等病。

颧髎穴

位置 在面部，当目外眦直下，颧骨下缘凹陷处。

功效 舒筋止痛，清热散风。

主治 三叉神经痛、眼睑痉挛、口眼㖞斜、目痛、牙痛、面肿等病。

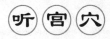

位置　在面部，耳屏前，下颌骨髁状突的后方，张口时呈凹陷处。

功效　清脑聪耳。

主治　下颌关节炎、外耳道炎、失声、耳聋、耳鸣、眩晕、头痛、耳痛、牙痛等病。

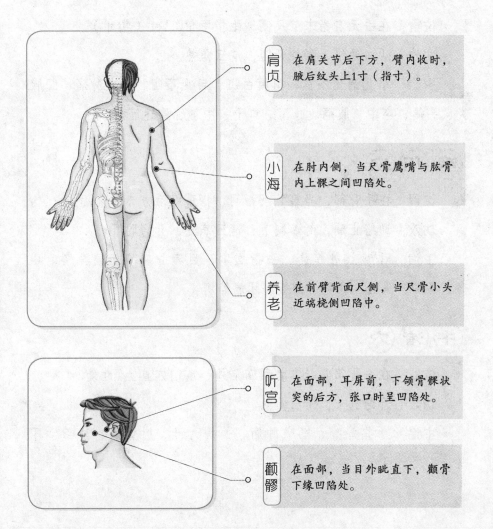

肩贞	在肩关节后下方，臂内收时，腋后纹头上1寸（指寸）。
小海	在肘内侧，当尺骨鹰嘴与肱骨内上髁之间凹陷处。
养老	在前臂背面尺侧，当尺骨小头近端桡侧凹陷中。
听宫	在面部，耳屏前，下颌骨髁状突的后方，张口时呈凹陷处。
颧髎	在面部，当目外眦直下，颧骨下缘凹陷处。

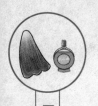

手少阳三焦经16大要穴

关冲穴

位置 在手无名指末节尺侧，距指甲角0.1寸（指寸）。

功效 活血通络，醒神开窍，清三焦热。

主治 小儿消化不良、角膜白斑、目视不明、咽喉肿痛、腮腺炎、头痛、卒中、腹痛、吐泻、口干、中暑、昏迷等病。

液门穴

位置 在手背部，当第4、5指间，指蹼缘后方赤白肉际处。

功效 通络止痛，舒筋利节，清三焦热，开窍聪耳。

主治 手背红肿痒痛、手指拘挛、目赤肿痛、咽喉肿痛、耳鸣、耳聋、头痛、眩晕、疟疾、牙痛等病。

中渚穴

位置 在手背第4、5掌骨间凹陷处，液门穴直上1寸处。

功效 开窍利节，清三焦热。

主治 手指痒痛、咽喉肿痛、热病无汗、肘臂痛、耳聋、耳鸣、头痛、目赤、眩晕、疟疾等病。

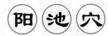

阳池穴

位置　在腕背横纹中，当指伸肌腱的尺侧缘凹陷处。

功效　舒筋利节，清三焦热。

主治　流行性感冒、手腕肿痛、上肢肿痛、风湿病、糖尿病、感冒、消渴、虚劳、麻痹、耳聋、疟疾等病。

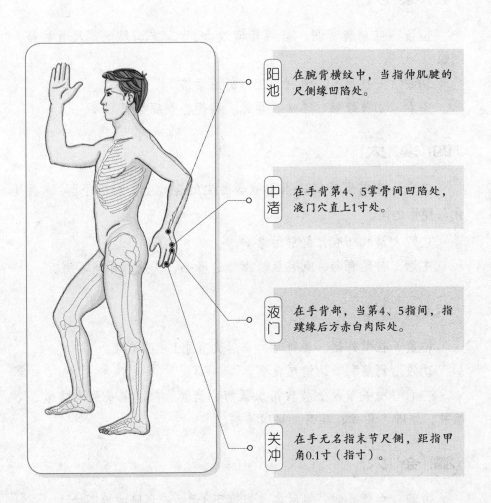

阳池　在腕背横纹中，当指伸肌腱的尺侧缘凹陷处。

中渚　在手背第4、5掌骨间凹陷处，液门穴直上1寸处。

液门　在手背部，当第4、5指间，指蹼缘后方赤白肉际处。

关冲　在手无名指末节尺侧，距指甲角0.1寸（指寸）。

外关穴

位置　在前臂背侧，当阳池与肘尖的连线上，腕背横纹上2寸，尺骨与桡骨之间。

功效　舒筋活络、清三焦热、镇惊散风。

主治　原发性高血压、肘臂屈伸不利、手指肿痛麻痹、腕痛无力、目赤肿痛、胸胁痛、热病、感冒、头痛、耳聋、耳鸣、落枕、牙痛等病。

会宗穴

位置　在前臂背侧，当腕背横纹上3寸，支沟尺侧，尺骨的桡侧缘。

功效　安神定志，清利三焦，舒筋活络。

主治　上肢酸痛、哮喘、耳聋、瘫痪、癫痫等病。

四渎穴

位置　在前臂背侧，当阳池与肘尖的连线上，肘尖下5寸，尺骨与桡骨之间。

功效　清利咽喉，舒筋活络。

主治　神经衰弱、咽喉痛、聋哑、麻痹、头痛、牙痛等病。

天井穴

位置　在臂外侧，屈肘时，当肘尖直上1寸凹陷处。

功效　舒筋利节，清热化痰。

主治　肘关节及上肢软组织损伤、胸胁胀痛、偏头痛、咳嗽、颊肿、颈肿、耳聋、耳鸣、癫痫等病。

臑会穴

位置　在臂外侧，当肘尖与肩髎下3寸，三角肌的后下缘。

功效　化痰散结，舒筋活络。

主治　甲状腺肿、上肢无力、肩臂酸痛、肩背痛、项强、瘫痪等病。

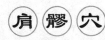

位置　在肩部，肩髃后方，当臂外展时，于肩峰后下方呈现凹陷处。

功效　通经活络，舒筋利节。

主治　脑血管病后遗症、肩关节炎、荨麻疹、胸膜炎、偏瘫等病。

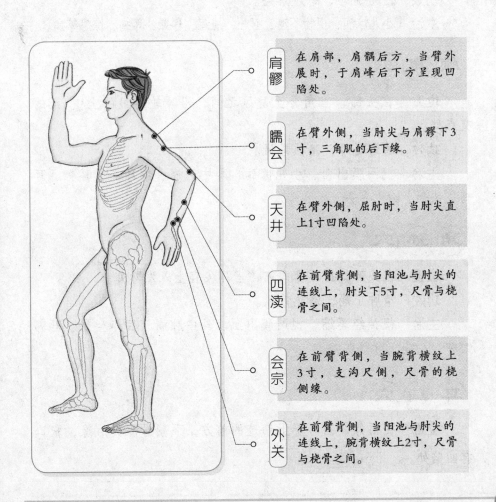

肩髎	在肩部，肩髃后方，当臂外展时，于肩峰后下方呈现凹陷处。
臑会	在臂外侧，当肘尖与肩髎下3寸，三角肌的后下缘。
天井	在臂外侧，屈肘时，当肘尖直上1寸凹陷处。
四渎	在前臂背侧，当阳池与肘尖的连线上，肘尖下5寸，尺骨与桡骨之间。
会宗	在前臂背侧，当腕背横纹上3寸，支沟尺侧，尺骨的桡侧缘。
外关	在前臂背侧，当阳池与肘尖的连线上，腕背横纹上2寸，尺骨与桡骨之间。

翳风穴

位置　在耳垂后方，当乳突与下颌角之间的凹陷处。

功效　通关开窍，清热化痰。

主治　面神经麻痹、三叉神经痛、口眼㖞斜、扁桃体炎、腮腺炎、耳聋、耳鸣、耳痒、牙痛、口噤等病。

瘈脉穴

位置　在头部，耳后乳突中央，当角孙至翳风之间，沿耳轮连线的中下1/3的交点处。

功效　活络通窍、息风解痉。

主治　小儿惊痫、视物不清、呕吐、泄泻、耳聋、耳鸣、惊恐等病。

颅息穴

位置　在头部，当角孙至翳风之间，沿耳轮连线的上中1/3的交点处。

功效　通窍聪耳，清热散风。

主治　视网膜出血、小儿惊痫、耳中肿痛、中耳炎、耳聋、耳鸣、头痛、身热等病。

角孙穴

位置　在头部，折耳郭向前，当耳尖直上入发际处。

功效　清肿止痛，清热散风。

主治　视神经萎缩、视网膜出血、耳中肿痛、目赤生翳、耳郭红肿、头痛、牙痛等病。

耳门穴

位置　在面部，当耳屏上切迹的前方，下颌骨髁突后缘，张口有凹陷处。

功效　通关开窍，清热散风。

主治　下颌关节炎、中耳炎、耳聋、耳鸣、聋哑、颌肿、眩晕、牙痛、头痛等病。

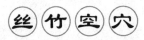

位置　在面部，当眉梢凹陷处。

功效　明目镇惊，清热散风。

主治　视神经萎缩、视网膜出血、目赤肿痛、迎风流泪、口眼㖞斜、眼睑震颤、近视、眩晕、青盲等病。

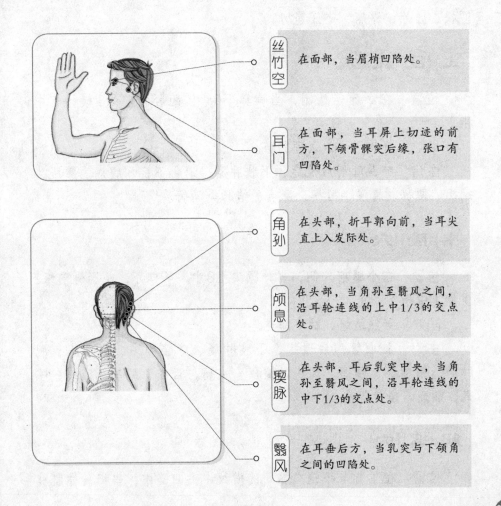

丝竹空　在面部，当眉梢凹陷处。

耳门　在面部，当耳屏上切迹的前方，下颌骨髁突后缘，张口有凹陷处。

角孙　在头部，折耳郭向前，当耳尖直上入发际处。

颅息　在头部，当角孙至翳风之间，沿耳轮连线的上中1/3的交点处。

瘈脉　在头部，耳后乳突中央，当角孙至翳风之间，沿耳轮连线的中下1/3的交点处。

翳风　在耳垂后方，当乳突与下颌角之间的凹陷处。

足阳明胃经21大要穴

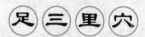

位置　在小腿前外侧，当犊鼻下3寸，距胫骨前缘1横指（中指）。

功效　疏通经络，升降气机，调理脾胃，镇痉止痛。

主治　急慢性胰腺炎、十二指肠溃疡、下肢肿痛麻痹、神经衰弱、胃酸缺乏、高血压、冠心病、心绞痛、乳腺炎、腹胀、腹泻、便秘、虚劳、胃痛、痹证等病。

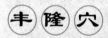

位置　在小腿前外侧，当犊鼻下6寸，距胫骨前缘1横指（中指）。

功效　舒筋活络，调理肠道。

主治　脑血管病后遗症、下肢肿痛、消化不良、腹痛、腹胀、痢疾、便秘、胃痛、瘫痪、麻痹、结肠炎等病。

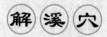

位置　在小腿前外侧，当外踝尖上8寸，条口外，距胫骨前缘2横指（中指）。

功效　舒筋活络，祛痰降逆。

主治　脑血管病后遗症、下肢肿痛、哮喘痰多、高血压、肥胖病、精神病、腹痛、痢疾、便秘、头痛、目眩、癫痫、瘫痪、咳嗽、咽痛、瘾症等病。

解溪穴

位置　在足背与小腿交界处的横纹中央凹陷中，当拇长伸肌腱与趾长伸肌腱之间。

功效　镇惊安神，舒筋利节，通调肠胃。

主治　下肢麻痹、足腕下垂、距小腿关节炎、精神病、腹胀、便秘、头痛、面肿等病。

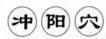

位置　在足背最高处，当拇长伸肌腱与趾长伸肌腱之间，足背动脉搏动处。

功效　疏风通络，健脾利湿。

主治　风湿性关节炎、口眼拇斜、头面水肿、足背肿痛、精神病、胃痛、腹胀、牙痛等病。

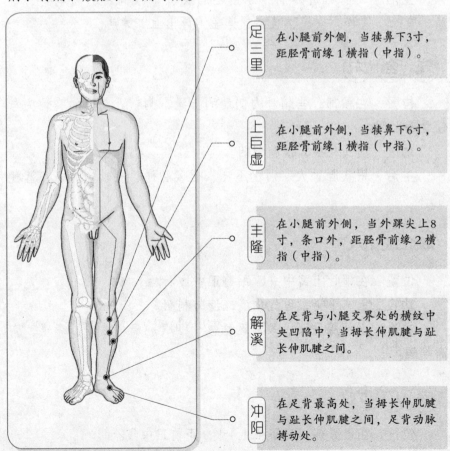

足三里　在小腿前外侧，当犊鼻下3寸，距胫骨前缘1横指（中指）。

上巨虚　在小腿前外侧，当犊鼻下6寸，距胫骨前缘1横指（中指）。

丰隆　在小腿前外侧，当外踝尖上8寸，条口外，距胫骨前缘2横指（中指）。

解溪　在足背与小腿交界处的横纹中央凹陷中，当拇长伸肌腱与趾长伸肌腱之间。

冲阳　在足背最高处，当拇长伸肌腱与趾长伸肌腱之间，足背动脉搏动处。

陷谷穴

位置　在足背，当2、3跖骨结合部前方凹陷处。

功效　理气止痛，疏风通络，健脾利湿。

主治　足麻无力、脚背肿痛、头面水肿、肠胃炎、肾炎、腹痛等病。

内庭穴

位置　在足背，当2、3趾间，趾蹼缘后方赤白肉际处。

功效　消热镇痛，调理胃肠，祛风活络。

主治　足背红肿疼痛、急慢性肠炎、口眼㖞斜、阑尾炎、胃痛、腹胀、便秘、痢疾、喉痹、鼻衄（鼻出血）等病。

气舍穴

位置　在颈部，当锁骨内侧端的上缘，胸锁乳突肌的胸骨头与锁骨头之间。

功效　理气化痰，清肺利咽。

主治　甲状腺肿大、消化不良、咽喉肿痛、咳嗽、哮喘、落枕等病。

缺盆穴

位置　在锁骨上窝中央，距前正中线4寸。

功效　止咳平喘，理气化痰，清肺利咽。

主治　甲状腺肿大、颈淋巴结核、咽喉肿痛、咳嗽、哮喘、胸满等病。

梁门穴

位置　在上腹部，当脐中上4寸，距前正中线2寸。

功效　健脾调中，调理胃气。

主治　胃及十二指肠溃疡、胃神经官能症、食欲缺乏、完谷不化、腹胀、泄泻、呕吐、胃痛、肠鸣等病。

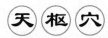 天枢穴

位置　在腹中部，距脐中2寸。

功效　行气活血，调理胃肠。

主治　急慢性肠炎、消化不良、月经不调、腹泻、腹胀、腹痛、痢疾、便秘、痛经、阑尾炎、癫痫等病。

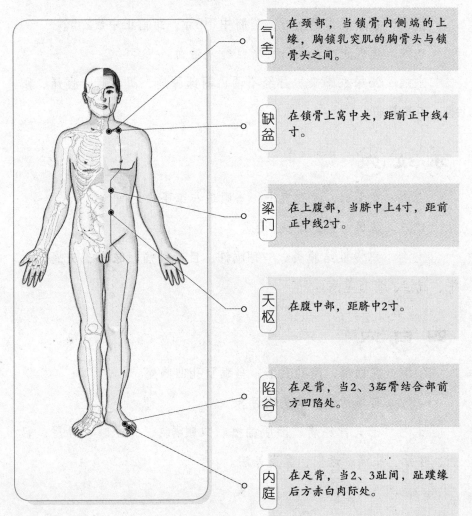

气舍	在颈部，当锁骨内侧端的上缘，胸锁乳突肌的胸骨头与锁骨头之间。
缺盆	在锁骨上窝中央，距前正中线4寸。
梁门	在上腹部，当脐中上4寸，距前正中线2寸。
天枢	在腹中部，距脐中2寸。
陷谷	在足背，当2、3跖骨结合部前方凹陷处。
内庭	在足背，当2、3趾间，趾蹼缘后方赤白肉际处。

水 道 穴

位置　在下腹部，当脐中下3寸，距前正中线2寸。

功效　调经止痛，通调水道。

主治　小便不利、小腹胀满、月经不调、膀胱炎、盆腔炎、尿道炎、腹水、肾炎、痛经、不孕、疝气等病。

气 冲 穴

位置　在腹股沟稍上方，当脐中下5寸，距前正中线2寸。

功效　理气止痛，调肝补肾，行气活血。

主治　泌尿系感染、月经不调、阴部肿痛、阴茎痛、腹痛、阳痿、疝气等病。

承 泣 穴

位置　在面部，瞳孔直下，当眼球与眶下缘之间。

功效　疏风活络，清头明目。

主治　急慢性结膜炎、口眼㖞斜、目赤肿痛、眩晕、头痛、近视、流泪、青盲等病。

四 白 穴

位置　在面部，瞳孔直下，当眶下孔凹陷处。

功效　疏风活络，清头明目。

主治　三叉神经痛、面肌抽搐、口眼㖞斜、青光眼、目翳、目痛、眩晕、头痛、近视、鼻炎等病。

巨髎穴

位置　在面部，瞳孔直下，平鼻翼下缘处，当鼻唇沟外侧。

功效　舒筋镇痛，清热散风。

主治　三叉神经痛、眼睑眴动、口眼㖞斜、目痛、齿痛、鼻衄（鼻出血）、鼻塞、目翳、面瘫等病。

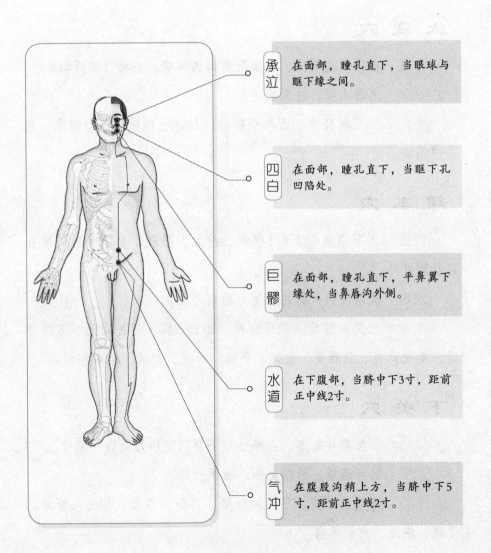

承泣　在面部，瞳孔直下，当眼球与眶下缘之间。

四白　在面部，瞳孔直下，当眶下孔凹陷处。

巨髎　在面部，瞳孔直下，平鼻翼下缘处，当鼻唇沟外侧。

水道　在下腹部，当脐中下3寸，距前正中线2寸。

气冲　在腹股沟稍上方，当脐中下5寸，距前正中线2寸。

地仓穴

位置　在面部，口角外侧，上直对瞳孔。

功效　舒筋镇痛，清热散风。

主治　三叉神经痛、口腔炎、牙痛、失声、惊风、颊肿、流涎等病。

大迎穴

位置　在下颌角前方，咬肌附着部的前缘，当面动脉搏动处。

功效　消肿止痛，祛风通络。

主治　三叉神经痛、面神经麻痹、颈淋巴结核、眼睑痉挛、龋齿痛等病。

颊车穴

位置　在下颌角前方约1横指，按之凹陷处，当咀嚼时咬肌隆起最高点处。

功效　疏风清热，舒筋止痛，通利牙关。

主治　三叉神经痛、颈项强痛、口眼㖞斜、牙关紧闭、舌强不语、扁桃体炎、腮腺炎、失声、牙痛、口疮、颊肿、卒中等病。

下关穴

位置　在面部耳前方，当颧弓与下颌切迹所形成的凹陷中。

功效　聪耳通络，清热止痛，疏风开窍。

主治　下颌关节炎、三叉神经痛、耳痛、耳聋、耳鸣、面瘫、牙痛、龈肿、眩晕等病。

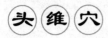

头维穴

位置　在头侧部，当额角发际上0.5寸，头正中线旁4.5寸。

功效　清头明目，疏风止痛。

主治　口眼㖞斜、视物不清、高血压、眼跳、目痛、眩晕、面肿等病。

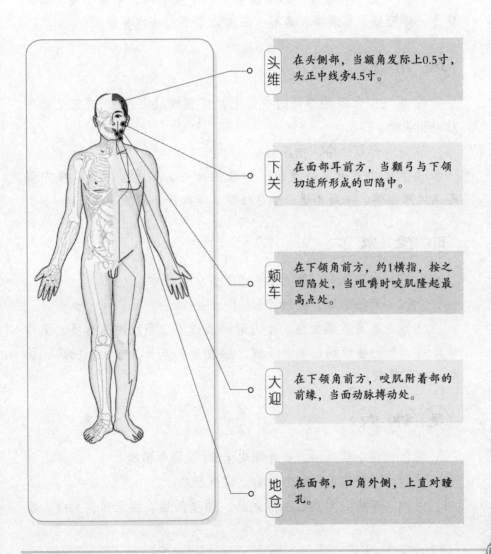

头维	在头侧部，当额角发际上0.5寸，头正中线旁4.5寸。
下关	在面部耳前方，当颧弓与下颌切迹所形成的凹陷中。
颊车	在下颌角前方，约1横指，按之凹陷处，当咀嚼时咬肌隆起最高点处。
大迎	在下颌角前方，咬肌附着部的前缘，当面动脉搏动处。
地仓	在面部，口角外侧，上直对瞳孔。

足少阳胆经21大要穴

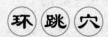

环跳穴

位置 在股外侧部，侧卧屈股，当股骨大转子最凸点与骶管裂孔连线的外1/3与中1/3交点处。

功效 舒筋利节，祛风利湿。

主治 坐骨神经痛、风寒湿痹痛、下肢肿痛、半身不遂、髋关节炎、膝胫痛、荨麻疹、瘫痪、麻痹、带下、痔疮等病。

风市穴

位置 在大腿外侧部的中线上，当腘横纹上7寸，或直立垂手时中指尖处。

功效 舒筋活络，祛风利湿。

主治 小儿麻痹后遗症、神经性皮炎、膝关节酸痛、卒中偏瘫、风寒湿痹、半身不遂、全身瘙痒、荨麻疹、脚气等病。

阳陵泉穴

位置 在膝外侧，腓骨小头前下方之凹陷中。

功效 舒筋利节，清泄肝胆。

主治 原发性高血压、小儿麻痹后遗症、下肢肿痛麻痹、坐骨神经痛、肋间神经痛、半身不遂、胆囊炎、口苦、呕吐、胸满、胁痛、脚气等病。

悬钟穴

位置 在小腿外侧，当外踝尖上3寸，腓骨前缘。

功效 平肝息风，舒筋活络，清肝胆热。

主治 卒中后遗症、咽喉肿痛、颈项强痛、胸胀痛、头痛、腹痛、肋痛、腰痛、伤寒、脚气、瘫痪、麻痹、痔血、落枕等病。

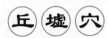 **丘墟穴**

位置　在足外踝的前下方，当趾长伸肌腱的外侧凹陷处。

功效　健脾利湿，舒筋利节，清肝胆热。

主治　坐骨神经痛、颈项强痛、胸胁胀痛、足跟肿痛、腋下肿痛、胆囊炎、麻痹等病。

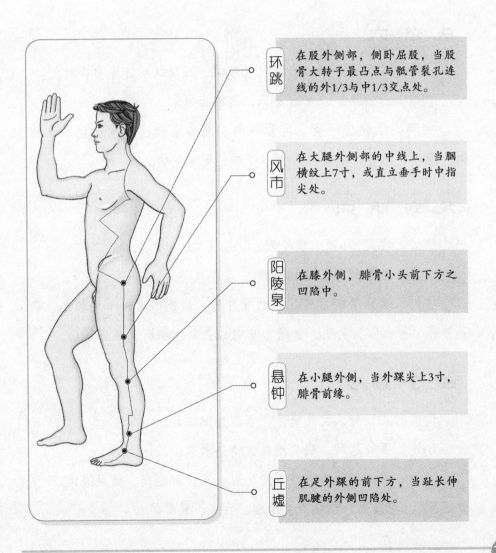

环跳	在股外侧部，侧卧屈股，当股骨大转子最凸点与骶管裂孔连线的外1/3与中1/3交点处。
风市	在大腿外侧部的中线上，当腘横纹上7寸，或直立垂手时中指尖处。
阳陵泉	在膝外侧，腓骨小头前下方之凹陷中。
悬钟	在小腿外侧，当外踝尖上3寸，腓骨前缘。
丘墟	在足外踝的前下方，当趾长伸肌腱的外侧凹陷处。

足临泣穴

位置 在足背外侧，当足4趾本节（第4跖趾关节）的后方，小趾伸肌腱的外侧凹陷处。

功效 息风化痰，舒筋止痛，清肝胆热。

主治 月经不调、胸胁胀痛、足背肿痛、乳腺炎、头痛、目痛、耳鸣、热病、胸满、疟疾等病。

侠溪穴

位置 在足背外侧，当第4、5趾间，趾蹼缘后方赤白肉际处。

功效 舒筋活络，平肝息风，消肿止痛。

主治 坐骨神经痛、足背肿痛、胸胁胀痛、目痛不明、乳腺炎、经闭、热病、疟疾、头痛、眩晕、耳聋等病。

足窍阴穴

位置 在足第4趾末节外侧，距趾甲角0.1寸（指寸）。

功效 疏肝解郁，清肝胆热。

主治 脑血管病后遗症、咽喉肿痛、扁桃体炎、手足烦热、胸胁胀痛、高血压、头痛、目痛、哮喘、失眠、热病、耳聋等病。

瞳子髎穴

位置 在面部，目外眦旁，当眶外侧缘处。

功效 平肝息风，明目退翳，清热散风。

主治 视神经萎缩、视网膜出血、三叉神经痛、迎风流泪、口眼㖞斜、角膜炎、结膜炎、近视、头痛、眩晕等病。

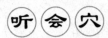

听会穴

位置　在面部，当耳屏间切迹的前方，下颌骨髁突的后缘，张口有凹陷处。

功效　通关开窍，清热散风。

主治　脑血管病后遗症、下颌关节炎、下颌脱臼、耳中肿痛、口眼㖞斜、耳鸣、聋哑、腮肿等病。

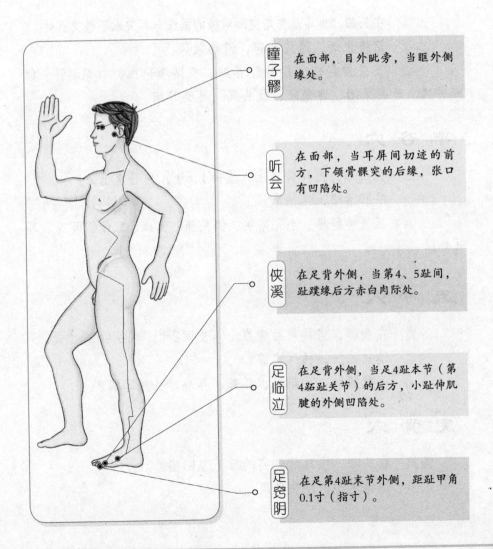

瞳子髎	在面部，目外眦旁，当眶外侧缘处。
听会	在面部，当耳屏间切迹的前方，下颌骨髁突的后缘，张口有凹陷处。
侠溪	在足背外侧，当第4、5趾间，趾蹼缘后方赤白肉际处。
足临泣	在足背外侧，当足4趾本节（第4跖趾关节）的后方，小趾伸肌腱的外侧凹陷处。
足窍阴	在足第4趾末节外侧，距趾甲角0.1寸（指寸）。

悬厘穴

位置 在头部鬓发上，当头维与曲鬓弧形连线的上3/4与下1/4交点处。

功效 解表通络，清热散风。

主治 三叉神经痛、目赤肿痛、偏头痛、面红肿、鼻炎、牙痛等病。

曲鬓穴

位置 在头部，当耳前鬓角发际后缘的垂线与耳尖水平线交点处。

功效 活络止痛，通关开窍，清热散风。

主治 三叉神经痛、视神经萎缩、视网膜出血、口眼㖞斜、颔颊肿痛、牙关紧闭、青光眼、偏头痛、耳鸣等病。

率谷穴

位置 在头部，当耳尖直上入发际1.5寸，角孙直上方。

功效 平肝活络，清热散风。

主治 三叉神经痛、小儿高热、偏头痛、偏瘫、眩晕、耳聋、耳鸣等病。

天冲穴

位置 在头部，当耳根后缘直上入发际2寸，率谷后0.5寸处。

功效 清热消肿，祛风定惊。

主治 甲状腺肿、牙龈炎、耳聋、耳鸣、头痛等病。

完骨穴

位置 在头部，当耳后乳突的后下方凹陷处。

功效 通络定神，清热散风。

主治　视神经萎缩、视网膜出血、颈项强痛、口眼㖞斜、咽喉肿痛、耳后痛、头痛、失眠等。

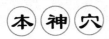

位置　在头部，当前发际上0.5寸，神庭旁开3寸，神庭与头维连线的内2/3与外1/3的交点处。

功效　安神止痛，清热散风。

主治　卒中后遗症、小儿惊风、视物不明、头痛、目眩、癫痫等病。

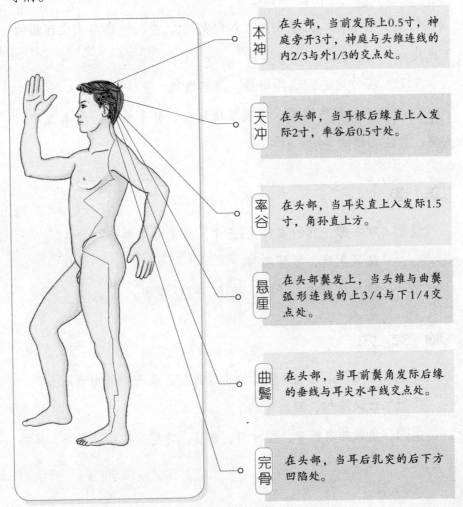

本神	在头部，当前发际上0.5寸，神庭旁开3寸，神庭与头维连线的内2/3与外1/3的交点处。
天冲	在头部，当耳根后缘直上入发际2寸，率谷后0.5寸处。
率谷	在头部，当耳尖直上入发际1.5寸，角孙直上方。
悬厘	在头部鬓发上，当头维与曲鬓弧形连线的上3/4与下1/4交点处。
曲鬓	在头部，当耳前鬓角发际后缘的垂线与耳尖水平线交点处。
完骨	在头部，当耳后乳突的后下方凹陷处。

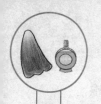

阳白穴

位置　在前额部，当瞳孔直上，眉上1寸。

功效　祛风湿热，清头明目。

主治　视网膜出血、三叉神经痛、角膜痒痛、口眼㖞斜、眼睑痉挛、近视、夜盲、流泪、头痛、目眩等病。

头临泣穴

位置　在头部，当瞳孔直上入前发际0.5寸，神庭与头维连线的中点处。

功效　安神定志，聪耳明目，清热散风。

主治　小儿高热惊厥、急慢性结膜炎、卒中昏迷、鼻塞流涕、头痛、目眩、癫痫等病。

正营穴

位置　在头部，当前发际上2.5寸，头正中线旁开2.25寸。

功效　疏风止痛，平肝明目。

主治　视神经萎缩、牙痛、头痛、呕吐等病。

脑空穴

位置　在头部，当枕外隆凸的上缘外侧，头正中线旁开2.25寸。

功效　散风清热，醒脑宁神。

主治　肩颈部肌痉挛、精神病、感冒、哮喘、头痛、鼻炎、耳鸣等病。

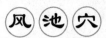

风池穴

位置 在项部，当枕骨之下，与风府相平，胸锁乳突肌与斜方肌上端之间的凹陷处。

功效 健脑安神，清头明目，祛风解表。

主治 视网膜出血、视神经萎缩、半身不遂、卒中不语、神经衰弱、热病无汗、健忘失眠、感冒、头痛、近视、鼻塞、耳聋等病。

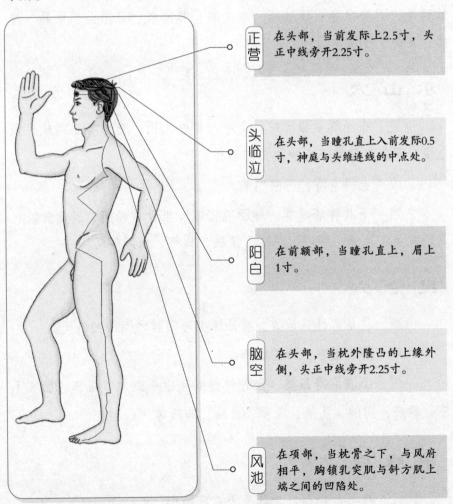

正营 在头部，当前发际上2.5寸，头正中线旁开2.25寸。

头临泣 在头部，当瞳孔直入前发际0.5寸，神庭与头维连线的中点处。

阳白 在前额部，当瞳孔直上，眉上1寸。

脑空 在头部，当枕外隆凸的上缘外侧，头正中线旁开2.25寸。

风池 在项部，当枕骨之下，与风府相平，胸锁乳突肌与斜方肌上端之间的凹陷处。

足太阳膀胱经25大要穴

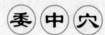

位置 在腘横纹中点，当股二头肌腱与半腱肌肌腱的中间。

功效 舒筋利节，清热散邪。

主治 原发性高血压、髋关节活动不利、坐骨神经痛、急性胃肠炎、下肢挛痛、膝肿痛、牛皮癣、荨麻疹、鼻出血、中暑、腹痛、腰痛、吐泻等病。

承山穴

位置 在小腿后面正中，委中与昆仑之间，当伸直小腿或足跟上提时腓肠肌肌腹下出现尖角凹陷处。

功效 止痛消痔，舒筋利节。

主治 下肢肿痛麻痹、腓肠肌痉挛、坐骨神经痛、腿痛转筋、足跟肿痛、腰痛、痔疮、脱肛、便秘、脚气、痛经等病。

昆仑穴

位置 在足部外踝后方，当外踝尖与跟腱之间的凹陷处。

功效 解表散寒，舒筋利节。

主治 下肢麻痹瘫痪、坐骨神经痛、距小腿关节扭伤、胎衣不下、难产、阴肿、头痛、项强、目眩、脚气等病。

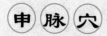

位置 在足外侧部，外踝直下方凹陷中。

功效 舒筋活络，祛散风寒。

主治 脑血管病后遗症、腰腿酸痛、下肢麻木、热病恶寒、精神病、头痛、眩晕、癫痫、瘫痪、无力等病。

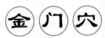 金门穴

位置 在足外侧，当外踝前缘直下，骰骨下缘处。

功效 安神开窍，清热散风。

主治 下肢麻痹转筋、小儿惊风、癫痫、惊风、昏厥等病。

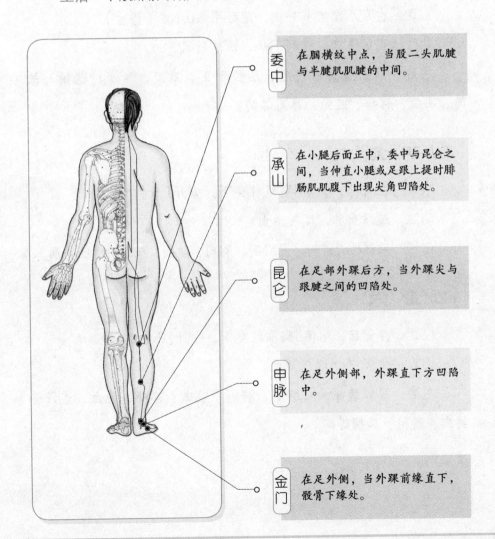

委中 在腘横纹中点，当股二头肌肌腱与半腱肌肌腱的中间。

承山 在小腿后面正中，委中与昆仑之间，当伸直小腿或足跟上提时腓肠肌肌腹下出现尖角凹陷处。

昆仑 在足部外踝后方，当外踝尖与跟腱之间的凹陷处。

申脉 在足外侧部，外踝直下方凹陷中。

金门 在足外侧，当外踝前缘直下，骰骨下缘处。

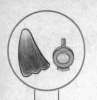

京 骨 穴

位置　在足外侧，第5跖骨粗隆下方，赤白肉际处。

功效　舒筋明目，舒筋活络，清热散风。

主治　腰胯酸痛、腿脚挛痛、心痛、目痛、头痛、眩晕等病。

至 阴 穴

位置　在足小趾末节外侧，距趾甲角0.1寸（指寸）。

功效　正胎催产，通利下焦，清热散风。

主治　脑血管病后遗症、胎位不正、难产、滞产、遗精、尿闭、头痛、目痛、眩晕、鼻塞等病。

厥 阴 俞 穴

位置　在背部，当第4胸椎棘突下，旁开1.5寸。

功效　疏通血脉，理气活血。

主治　风湿性心脏病、冠心病、胸痛、胁痛、咳嗽、呕吐等病。

心 俞 穴

位置　在背部，当第5胸椎棘突下，旁开1.5寸。

功效　化痰宁心,理气活血。

主治　肩臂酸痛、心脏病、胸闷、咳嗽、哮喘、吐血、盗汗、健忘、遗精、癫痫等病。

膈 俞 穴

位置　在背部，当第7胸椎棘突下，旁开1.5寸。

功效　调补气血，宽胸降逆。

主治　小儿营养不良、淋巴结结核、肩臂酸痛、胸闷胀痛、饮食不下、呕吐、便血、贫血、呃逆、胃痛、咳嗽、哮喘、盗汗等病。

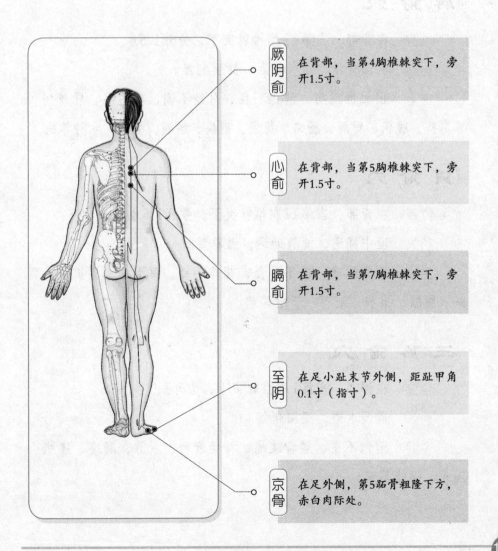

厥阴俞　在背部，当第4胸椎棘突下，旁开1.5寸。

心俞　在背部，当第5胸椎棘突下，旁开1.5寸。

膈俞　在背部，当第7胸椎棘突下，旁开1.5寸。

至阴　在足小趾末节外侧，距趾甲角0.1寸（指寸）。

京骨　在足外侧，第5跖骨粗隆下方，赤白肉际处。

肝俞穴

位置　在背部，当第9胸椎棘突下，旁开1.5寸。

功效　养血明目，清泄肝胆。

主治　肋间神经痛、淋巴结结核、视神经萎缩、视网膜出血、乳汁不足、脊背酸痛、胸胁胀痛、胆囊炎、胃扩张等病。

脾俞穴

位置　在背部，当第11胸椎棘突下，旁开1.5寸。

功效　利湿升清，益气活血，健脾利湿。

主治　出血性疾病、消化不良、月经不调、糖尿病、胃溃疡、荨麻疹、腹胀、胃痛、肠鸣、黄疸、痢疾、崩漏、呕吐、水肿等病。

胃俞穴

位置　在背部，当第12胸椎棘突下，旁开1.5寸。

功效　理中降逆，健脾助运，滋养胃阴。

主治　腰背酸痛、饥不思食、营养不良、胃下垂、胃扩张、胃痛、腹胀、疳积、泄泻、干呕等病。

三焦俞穴

位置　在腰部，当第1腰椎棘突下，旁开1.5寸。

功效　通调水道，温阳化气。

主治　消化不良、腰背酸痛、神经衰弱、水肿、肠鸣、腹胀、泻痢、呕吐等病。

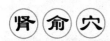

肾俞穴

位置　在腰部，当第2腰椎棘突下，旁开1.5寸。

功效　清热利湿，益肾固精。

主治　脑血管病后遗症、视神经萎缩、视网膜出血、精液缺乏、月经不调、腰背酸痛、神经衰弱、遗精、遗尿、阳痿、早泄、尿血、耳鸣、肾炎、带下等病。

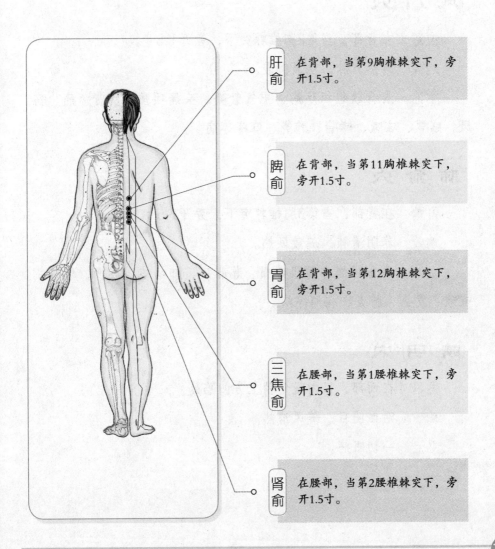

肝俞　在背部，当第9胸椎棘突下，旁开1.5寸。

脾俞　在背部，当第11胸椎棘突下，旁开1.5寸。

胃俞　在背部，当第12胸椎棘突下，旁开1.5寸。

三焦俞　在腰部，当第1腰椎棘突下，旁开1.5寸。

肾俞　在腰部，当第2腰椎棘突下，旁开1.5寸。

大杼穴

位置　在背部，当第1胸椎棘突下，旁开1.5寸。

功效　舒调筋骨，疏风解表。

主治　支气管哮喘、支气管炎、肩胛酸痛、脊背酸痛、咽喉肿痛、发热、感冒、咳嗽、头痛、目眩等病。

风门穴

位置　在背部，当第2胸椎棘突下，旁开1.5寸。

功效　清热宣肺，祛风解表。

主治　肩背软组织疾病、支气管炎、头痛项强、胸背疼痛、伤风、感冒、咳嗽、哮喘、肺炎、麻疹等病。

肺俞穴

位置　在背部，当第3胸椎棘突下，旁开1.5寸。

功效　养阴清肺，疏散风热。

主治　肩背强痛、腰肌劳损、荨麻疹、肺结核、盗汗、感冒、咳嗽、发热、肺炎、胸痛等病。

睛明穴

位置　在面部，目内眦角稍上方凹陷处。

功效　活血明目，疏风清热。

主治　一切眼病。

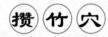

位置　在面部，当眉头陷中，眶上切迹处。

功效　通络明目，疏风清热。

主治　一切眼病及头痛、失眠、鼻炎、面肿等病。

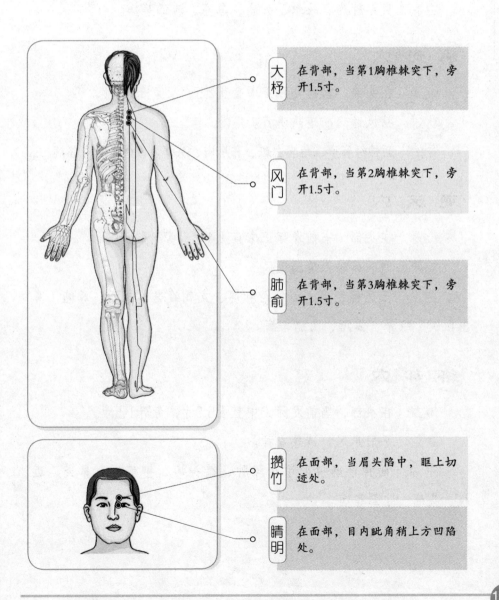

| 大杼 | 在背部，当第1胸椎棘突下，旁开1.5寸。 |

| 风门 | 在背部，当第2胸椎棘突下，旁开1.5寸。 |

| 肺俞 | 在背部，当第3胸椎棘突下，旁开1.5寸。 |

| 攒竹 | 在面部，当眉头陷中，眶上切迹处。 |

| 睛明 | 在面部，目内眦角稍上方陷处。 |

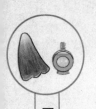

眉冲穴

位置 在头部，当攒竹直上入发际0.5寸。

功效 镇惊宁神，清脑散风。

主治 目赤肿痛、眩晕、头痛、鼻塞、流涕等病。

承光穴

位置 在头部，当前发际正中直上2.5寸，旁开1.5寸。

功效 祛风通窍，清热明目。

主治 面神经麻痹、角膜白斑、鼻息肉、头痛、眩晕、鼻炎等病。

通天穴

位置 在头部，当前发际正中直上4寸，旁开1.5寸。

功效 通利鼻窍，清脑散风。

主治 三叉神经痛、面神经麻痹、支气管炎、鼻塞、鼻衄（鼻出血）、眩晕、偏瘫、头痛等病。

络却穴

位置 在头部，当前发际正中直上5.5寸，旁开1.5寸。

功效 平肝息风，清热安神。

主治 面神经麻痹、甲状腺肿、精神病、抑郁症、鼻炎、近视、头痛、眩晕等病。

天柱穴

位置　在项部，大筋（斜方肌）外缘之后发际凹陷中，约当后发际正中旁开1.3寸。

功效　通经活络，清头散风。

主治　神经衰弱、颈项强痛、肩臂酸痛、目视不明、头痛、感冒、鼻塞、流涕、失眠、健忘等病。

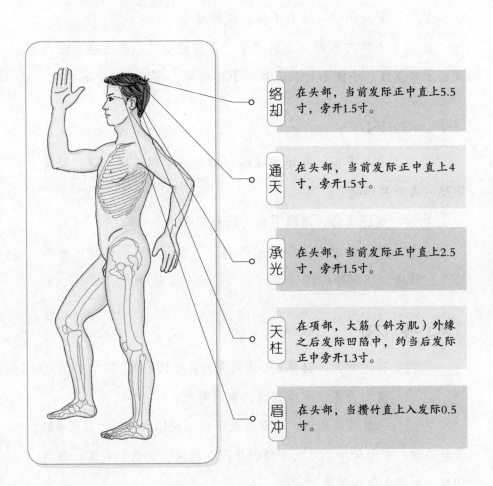

络却	在头部，当前发际正中直上5.5寸，旁开1.5寸。
通天	在头部，当前发际正中直上4寸，旁开1.5寸。
承光	在头部，当前发际正中直上2.5寸，旁开1.5寸。
天柱	在项部，大筋（斜方肌）外缘之后发际凹陷中，约当后发际正中旁开1.3寸。
眉冲	在头部，当攒竹直上入发际0.5寸。

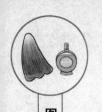

足厥阴肝经9大要穴

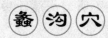

蠡沟穴

位置　在小腿内侧，当足内踝尖上5寸，胫骨内侧面的中央。

功效　调经止带，清利下焦，疏肝理气。

主治　子宫内膜炎、会阴湿痒、下肢肿痛、小腹肿痛、月经不调、子宫出血、小便不利、赤白带下、遗尿、疝气、麻痹等病。

中封穴

位置　在足背侧，当足内踝前，商丘与解溪连线之间，胫骨前肌腱的内侧凹陷处。

功效　疏经通络，清利下焦，疏肝理气。

主治　距小腿关节肿痛、尿路感染、小腹肿痛、遗精、淋病、疝气、肝炎、疟疾等病。

太冲穴

位置　在足背侧，当第1跖骨间隙的后方凹陷处。

功效　清利下焦，调经和血，疏肝理气。

主治　原发性高血压、子宫收缩不全、泌尿系感染、口眼㖞斜、月经不调、赤白带下、足趾挛痛、尿闭、遗尿、胸满、头痛、淋病、阴肿、失眠、癔症等病。

中 都 穴

位置　在小腿内侧，当足内踝尖上7寸，胫骨内侧面的中央。

功效　固冲止崩，疏肝理气。

主治　产后恶露不尽、下肢麻痹疼痛、月经不调、赤白带下、恶露不绝、下腹胀痛、腰痛、崩漏、疝气、泄泻、痢疾等病。

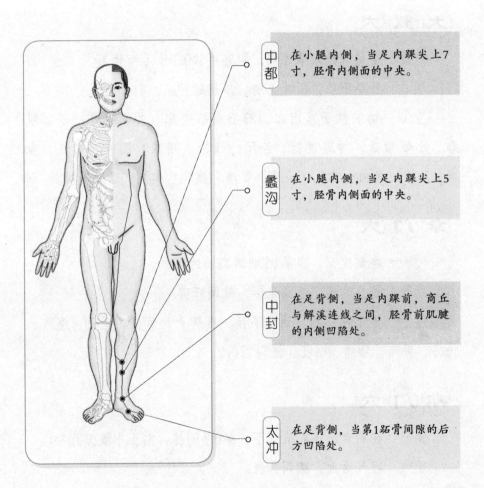

中都	在小腿内侧，当足内踝尖上7寸，胫骨内侧面的中央。
蠡沟	在小腿内侧，当足内踝尖上5寸，胫骨内侧面的中央。
中封	在足背侧，当足内踝前，商丘与解溪连线之间，胫骨前肌腱的内侧陷处。
太冲	在足背侧，当第1跖骨间隙的后方凹陷处。

行间穴

位置 在足背侧，当第1、2趾间，趾蹼缘的后方赤白肉际处。

功效 镇惊止痛，调经和血，疏肝理气。

主治 急慢性腰腿痛、月经失调、神经衰弱、口眼㖞斜、痛经、白带、崩漏、阴肿、消渴、黄疸、胸痛、胸满、胁痛、心痛、目肿、流泪、善怒、呕血、脚气等病。

大敦穴

位置 在足大趾末节外侧，距趾甲角0.1寸（指寸）。

功效 外举下陷，固冲止崩，清热醒神。

主治 功能性子宫出血、脑出血后遗症、外阴瘙痒、子宫脱垂、小便频数、神经衰弱、经闭、痛经、遗尿、阴肿、疝气、淋病、腹胀、失血、惊风、头痛、胃痛、癫痫、脚气、昏厥等病。

章门穴

位置 在侧腹部，当第11肋游离端的下方。

功效 清热利湿，活血化瘀，疏调肝脾。

主治 大小便不利、消化不良、肝脾大、黄疸、呃逆、腹胀、肠鸣、胃痛、胁痛、呕吐、泄泻等病。

期门穴

位置 在胸部，当乳头直下，第6肋间隙，前正中线旁开4寸。

功效 理气活血，疏调肝脾。

主治 胃肠神经官能症、肋间神经痛、肝脾大、饮食不下、乳汁不足、乳腺炎、胸满、腹胀、胃痛、胁痛、黄疸、哮喘等病。

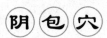

阴包穴

位置 在大腿内侧，当股骨内上髁上4寸，股内肌与缝匠肌之间。

功效 通调下焦，理气活血。

主治 下腹肿痛麻痹、月经不调、小便不利、小腹痛、遗精、遗尿、阳痿等病。

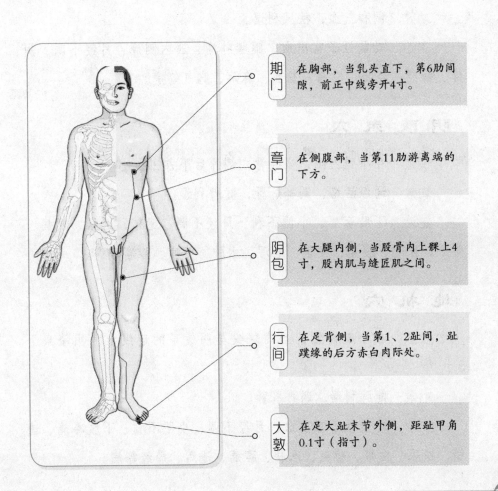

期门	在胸部，当乳头直下，第6肋间隙，前正中线旁开4寸。
章门	在侧腹部，当第11肋游离端的下方。
阴包	在大腿内侧，当股骨内上髁上4寸，股内肌与缝匠肌之间。
行间	在足背侧，当第1、2趾间，趾蹼缘的后方赤白肉际处。
大敦	在足大趾末节外侧，距趾甲角0.1寸（指寸）。

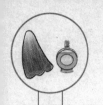

足太阴脾经14大要穴

血海穴

位置 屈膝，在大腿内侧，髌底内侧端上2寸，当股四头肌内侧头的隆起处。

功效 调和气血，祛风利湿。

主治 功能性子宫出血、腿膝肿痛、股内侧痛、月经不调、阴痒、痛经、经闭、崩漏、贫血、麻痹、脚气等病。

阴陵泉穴

位置 在小腿内侧，当胫骨内侧髁后下方凹陷处。

功效 通经活络，调补肝肾，健脾利湿。

主治 下肢麻痹、小便不利、月经不调、遗精、遗尿、阴痛、带下、尿闭、腹痛、腹胀、泄泻、水肿、黄疸、膝痛等病。

地机穴

位置 在小腿内侧，当内踝尖与阴陵泉的连线上，阴陵泉下3寸。

功效 健脾利湿，调补肝肾。

主治 功能性子宫出血、月经不调、小便不利、下肢冷痛、遗精、遗尿、白带、胁满、水肿、腹痛、泄泻、痛经等病。

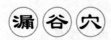 漏谷穴

位置　在小腿内侧，当内踝尖与阴陵泉的连线上，距内踝尖6寸，胫骨内侧缘后方。

功效　利尿除湿，健脾利湿。

主治　急慢性肠胃炎、下肢肿痛、小便不利、水肿、泄泻、遗精、疝气、腹痛、麻痹、脚气等病。

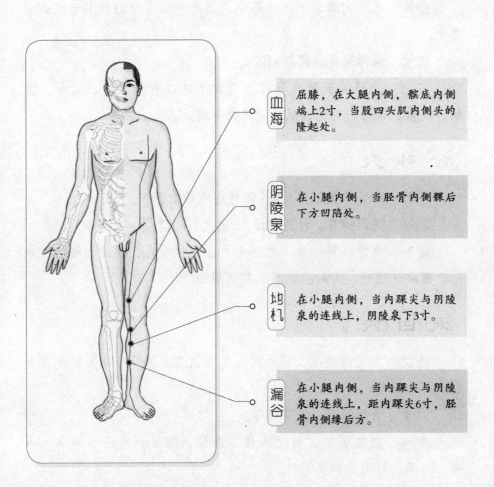

血海　屈膝，在大腿内侧，髌底内侧端上2寸，当股四头肌内侧头的隆起处。

阴陵泉　在小腿内侧，当胫骨内侧髁后下方凹陷处。

地机　在小腿内侧，当内踝尖与阴陵泉的连线上，阴陵泉下3寸。

漏谷　在小腿内侧，当内踝尖与阴陵泉的连线上，距内踝尖6寸，胫骨内侧缘后方。

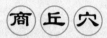

位置 在小腿内侧，当足内踝尖上3寸，胫骨内侧缘后方。

功效 调补肝肾，健脾益气。

主治 一切妇科疾病及原发性高血压、急慢性肠炎、细菌性痢疾、肝脾大、神经衰弱、胃痛、腹胀、消渴、眩晕、泄泻、遗精、阳痿等病。

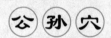

位置 在足内踝前下方凹陷中，当舟骨结节与内踝尖连线的中点处。

功效 通调肠胃，健脾利湿。

主治 小腿关节酸痛麻痹、消化不良、舌强不语、泄泻、便秘、腹胀、肠鸣、呃逆、呕吐、肿痛等病。

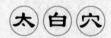

位置 在足内侧缘，当第1跖骨基底的前下方。

功效 通调肠胃，健脾利湿。

主治 急慢性胃肠炎、足痛无力、消化不良、胃痛、腹胀、水肿、癥症、呕吐、泻痢、热病、疟疾等病。

位置 在足内侧缘，当足大趾本节（第1跖趾关节）后下方赤白肉际凹陷处。

功效 通调肠胃，健脾利湿。

主治 肢体沉重、消化不良、腹痛、腹胀、呕吐、胸满、便秘、泻痢、胃痛、脚气等病。

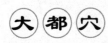

大都穴

位置 在足内侧缘，当足大趾本节（第1跖趾关节）前下方赤白肉际凹陷处。

功效 泻热止痛，镇惊祛风，健脾利湿。

主治 足趾肿痛、小儿惊风、腹胀、暴泻、呕吐、胃痛、足痛、厥冷等病。

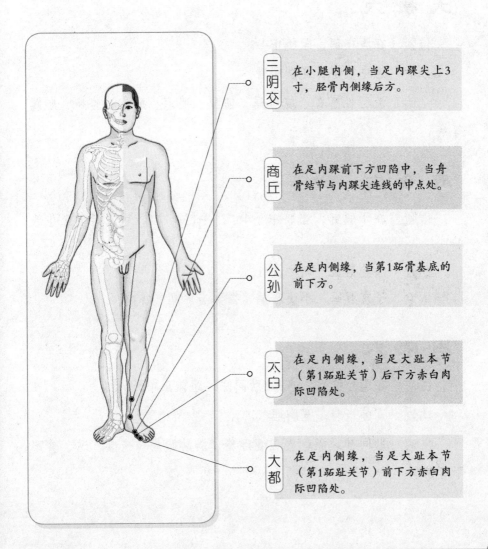

三阴交　在小腿内侧，当足内踝尖上3寸，胫骨内侧缘后方。

商丘　在足内踝前下方凹陷中，当舟骨结节与内踝尖连线的中点处。

公孙　在足内侧缘，当第1跖骨基底的前下方。

太白　在足内侧缘，当足大趾本节（第1跖趾关节）后下方赤白肉际凹陷处。

大都　在足内侧缘，当足大趾本节（第1跖趾关节）前下方赤白肉际凹陷处。

隐白穴

位置 在足大趾末节内侧，距趾甲角0.1寸（指寸）。

功效 调经统血，益气活血，开窍醒神。

主治 功能性子宫出血、月经不调、小儿抽搐、食不下、腹胀、呕吐、泄泻、癫狂、带下、崩漏等病。

大横穴

位置 在腹中部，距脐中4寸。

功效 温中散寒，通调肠胃。

主治 流行性感冒、绕脐痛、便秘、泄泻、痢疾、腹痛、脏躁等病。

府舍穴

位置 在下腹部，当脐中下4寸，冲门上方0.7寸，距前正中线4寸。

功效 温经活血，调中益气。

主治 子宫脱垂、小腹胀痛、睾丸炎、疝气等病。

周荣穴

位置 在胸外侧部，当第2肋间隙，距前正中线6寸。

功效 宣肺平喘，宽胸理气。

主治 肋间神经痛、支气管哮喘、胸胁胀痛、咳嗽气逆、食不下等病。

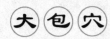

大包穴

位置　在侧胸部，腋中线上，当第6肋间隙处。

功效　理气活血。

主治　四肢无力、胸胁胀痛、全身痛、咳嗽、哮喘等病。

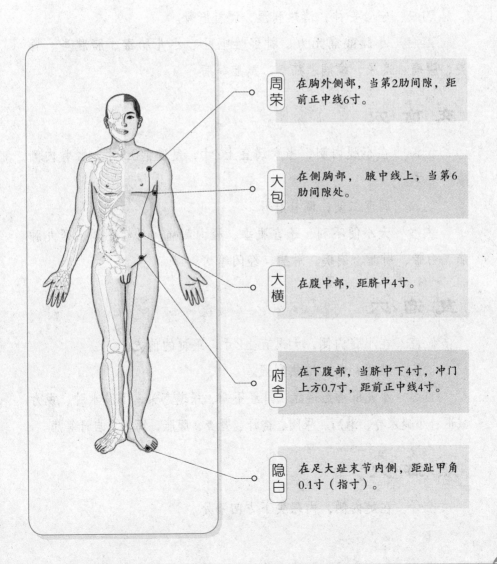

周荣	在胸外侧部，当第2肋间隙，距前正中线6寸。
大包	在侧胸部，腋中线上，当第6肋间隙处。
大横	在腹中部，距脐中4寸。
府舍	在下腹部，当脐中下4寸，冲门上方0.7寸，距前正中线4寸。
隐白	在足大趾末节内侧，距趾甲角0.1寸（指寸）。

足少阴肾经11大要穴

筑 宾 穴

位置　在小腿内侧,当太溪与阴谷的连线上,太溪上5寸,腓肠肌肌腹的内下方。

功效　宁心安神,清热利湿,调补肝肾。

主治　小腿酸痛无力、神经性呕吐、小儿胎毒、膀胱炎、肾炎、腹痛、遗尿、癫痫、疝气、瘾症等病。

交 信 穴

位置　在小腿内侧,当太溪直上2寸,复溜前0.5寸,胫骨内侧缘的后方。

功效　调理二便,调补肝肾。

主治　大小便不利、子宫脱垂、胫内侧痛、月经不调、睾丸肿痛、白带、崩漏、痢疾、淋病、经闭等病。

复 溜 穴

位置　在小腿内侧,太溪直上2寸,跟腱的前方。

功效　滋阴补肾,清热利湿。

主治　小儿麻痹后遗症、月经不调、尿道感染、下肢水肿、视力减退、小腿寒冷、淋病、尿闭、盗汗、肾炎、腹胀、泻痢、自汗等病。

照 海 穴

位置　在足内侧,内踝尖下方凹陷处。

功效　调经止痛，清热利湿，滋阴补肾。

主治　小儿麻痹后遗症、半身不遂、咽喉肿痛、神经衰弱、小便频数、子宫脱垂、外阴瘙痒、赤白带下、月经不调、脚气红肿、遗尿、阴痛、癃闭、便秘等病。

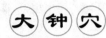

位置　在足内侧，内踝后下方，当跟腱附着部的内侧前方凹陷处。

功效　滋肾清肺，调理二便。

主治　足跟肿痛、咽喉肿痛、神经衰弱、口腔炎、遗尿、尿闭、哮喘、咯血、痴呆等病。

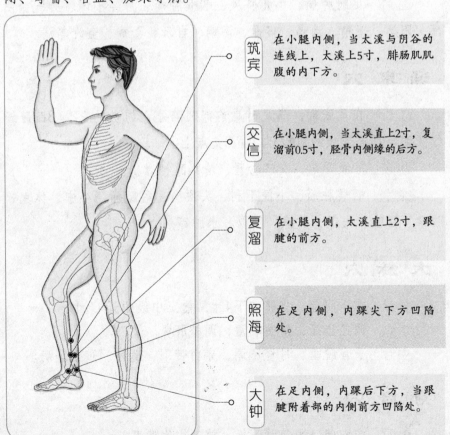

筑宾　在小腿内侧，当太溪与阴谷的连线上，太溪上5寸，腓肠肌肌腹的内下方。

交信　在小腿内侧，当太溪直上2寸，复溜前0.5寸，胫骨内侧缘的后方。

复溜　在小腿内侧，太溪直上2寸，跟腱的前方。

照海　在足内侧，内踝尖下方凹陷处。

大钟　在足内侧，内踝后下方，当跟腱附着部的内侧前方凹陷处。

太溪穴

位置 在足内侧，内踝后方，当内踝尖与跟腱之间的凹陷处。

功效 清热利湿，滋阴补肾。

主治 足跟肿痛、下肢麻痹、月经不调、神经衰弱、小便频数、膀胱炎、遗精、失眠、肾炎、阳痿、遗尿、耳聋、心痛、腰痛、牙痛、咳嗽、喉痹等病。

然谷穴

位置 在足内侧缘，足舟骨粗隆下方，赤白肉际处。

功效 清热利湿，滋阴补肾。

主治 足跗肿痛、小儿脐风、咽喉肿痛、月经不调、脚气、阴痒、阳痿、遗精、消渴、咯血、泻痢、自汗、心痛、盗汗等病。

涌泉穴

位置 在足底部，卷足时足前部凹陷处，约当足底2、3趾趾缝纹头端与足跟连线的前1/3与后2/3交点上。

功效 苏厥开窍，交济心肾，清热醒神。

主治 咽喉肿痛、小便不利、头顶痛、足趾痛、卒中、休克、眩晕、目眩、失眠、黄疸、便秘、水肿等病。

大赫穴

位置 在下腹部，当脐中下4寸，前正中线旁开0.5寸。

功效 调经止痛，清热利湿，调补肝肾。

主治 子宫脱垂、月经不调、赤白带下、遗精、阳痿等病。

俞府穴

位置 在胸部，当锁骨下缘，前正中线旁开2寸。

功效 降逆平喘，宣肺理气。

主治 支气管炎、胸胁胀痛、食欲缺乏、呼吸困难、胸痛、哮喘、咳嗽、腹胀、呕吐等病。

幽门穴

位置 在上腹部，当脐中上6寸，前正中线旁开0.5寸。

功效 降逆止呕，调理胃肠。

主治 消化不良、乳汁缺乏、乳腺炎、胃溃疡、呃逆、呕吐、胃痛等病。

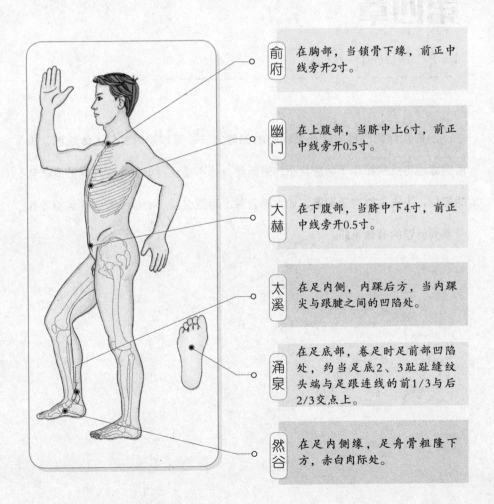

俞府 在胸部，当锁骨下缘，前正中线旁开2寸。

幽门 在上腹部，当脐中上6寸，前正中线旁开0.5寸。

大赫 在下腹部，当脐中下4寸，前正中线旁开0.5寸。

太溪 在足内侧，内踝后方，当内踝尖与跟腱之间的凹陷处。

涌泉 在足底部，卷足时足前部凹陷处，约当足底2、3趾趾缝纹头端与足跟连线的前1/3与后2/3交点上。

然谷 在足内侧缘，足舟骨粗隆下方，赤白肉际处。

第四章

日常刮痧保健康

　　刮痧，作为一种古老而又时尚的保健方法，可以及时发现人体隐患，未雨绸缪地将疾病扼杀于萌芽状态，进而使身体不适经过调整，实现向健康态势的转化，不失为解决亚健康诸如大脑疲劳、睡眠欠佳、心慌气短、手足怕冷等一系列问题的有效手段。

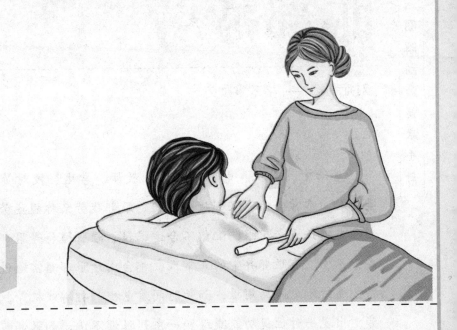

眼部疲劳 → 焦虑烦躁 → 腰酸背痛 → 手足怕冷 → 关节衰老 →

大脑疲劳 → 心慌气短 → 生殖亚健康 → 脾胃不和 → 心神不安

→ 益气通便

眼部疲劳

对症刮痧 → 增效食疗方

生活中，司机、电脑操作员、教师、学生、校对员、长期伏案的人，常常会出现眼部疲劳症状。眼部疲劳又称视疲劳，除了可由屈光不正、老花眼、配戴不合适眼镜、眼肌障碍等眼部疾患引起外，不少没有眼部异常的正常人，都会由于眼部超常地过度注视、持久连续地近距离用眼，如长时间看电视、打游戏机等，引起视疲劳，出现一时性视功能减退和一系列眼部不适，如眼部酸困、眼球胀痛、眉间及眼眶隐痛、畏光、流泪、嗜睡、视物模糊、眼睛充血及干涩等，影响正常学习、工作和身体健康。

【对症刮痧】

选穴

风池、鱼腰、攒竹、瞳子髎、睛明、承泣。

方法

（1）用单角刮法刮拭后头部两侧的风池。

（2）先用垂直按揉法按揉睛明，再用面刮法从内眼角沿上眼眶经攒竹、鱼腰缓慢向外刮至瞳子髎，再从内眼角沿下眼眶经承泣缓慢向外刮至瞳子髎，各刮拭5~10下。

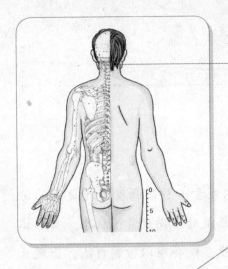

❶ 风池穴　在项部，当枕骨之下，与风府相平，胸锁乳突肌与斜方肌上端之间的凹陷处。

❷ 攒竹穴　在面部，当眉头陷中，眶上切迹处。

❸ 鱼腰穴　位于额部，瞳孔直上，眉毛中。

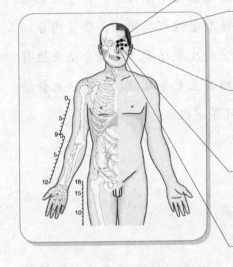

❹ 瞳子髎　在面部，目外眦旁，当眶外侧缘处。

❺ 承泣穴　在面部，瞳孔直下，当眼球与眶下缘之间。

❻ 睛明穴　在面部，目内眦角稍上方凹陷处。

增效食疗方

　　枸杞桑葚粥：枸杞子5克，桑葚子5克，山药5克，红枣5个，粳米100克。将上述原料熬成粥食用。此方中的枸杞子、桑葚子能补肝肾，山药、红枣能健脾胃。视力疲劳者如能每日早晚两餐，较长时间服用，既能消除眼疲劳症状，又能增强体质。

焦虑烦躁

对症刮痧 → 增效食疗方

现代人生活压力大，往往长期处于一种高强度、超负荷的运转中，久而久之，就会使人的精神总是处于高度紧张状态。当人体长期压力过大，超过神经承受的限度，就会难以控制自己，出现焦虑、烦躁等一系列负面情绪。这些情绪长期不能缓解，会导致胁肋胀痛、食欲不振、免疫力下降，加速衰老过程。同时，会使内分泌与神经系统失调，影响其他脏腑器官的生理功能。并且会使女性月经不调、乳腺增生、面部出现黄褐斑甚至更年期症状加重，也会给男性造成性功能障碍。因此，绝不可等闲视之。

【对症刮痧】

选穴

夹脊穴、肝俞、魂门、胆俞、期门。

方法

（1）用面刮法和双角刮法从上向下刮拭背部夹脊穴和膀胱经，重点刮拭背部与肝胆同水平的部位，再重点刮拭肝俞至胆俞、魂门。

（2）用平面刮法由内向外重点刮拭期门，动作要缓慢。

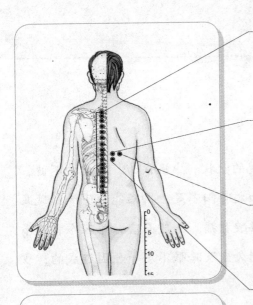

① 夹脊穴　位于背、腰部，当第1胸椎至第5腰椎棘突下两侧，后正中线旁开0.5寸，一侧17个穴位，左右两侧共34穴。

② 肝俞穴　在背部，当第9胸椎棘突下，旁开1.5寸。

③ 魂门穴　在背部，当第9胸椎棘突下，旁开3寸。

④ 胆俞穴　在背部，当第10胸椎棘突下，旁开1.5寸。

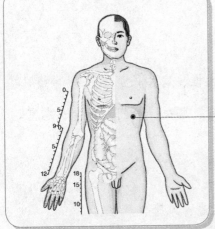

⑤ 期门穴　在胸部，当乳头直下，第6肋间隙，前正中线旁开4寸。

增效食疗方

　　枣麦粥：枣仁，小麦，粳米，大枣。将枣仁、小麦、大枣洗净，加水煮至10沸，取汁去渣，加入粳米同煮成粥。可养心安神。适用于妇女烦躁、神志不宁、精神恍惚、多呵欠、悲伤欲哭及心悸、失眠、自汗。

腰酸背痛

对症刮痧 → 健康贴士

腰酸背痛是很多人经常出现的症状。中医认为，肾虚骨不健，膀胱经气血不足或气滞血瘀，加之肾阳不足，御寒能力下降，风寒之邪乘虚而入，自然引起人们腰酸背痛。一般而言，年轻人背痛多数是姿势不良、缺乏运动、长期久坐及睡眠不足等原因造成的；少部分则可能是脊椎病变所引起的。

【对症刮痧】

选穴

头颈部：风池、风府、天柱、大椎、肩井。

背部：大杼、附分、至阳、膈俞、膈关、命门、肾俞、志室。

下肢部：阴谷、委中、委阳。

方法

（1）用单角刮法刮拭头部的风池、风府。

（2）用面刮法由内向外刮拭双肩的肩井，由上而下刮拭背部大椎至至阳，大杼至膈俞，附分至膈关，可治疗背痛。腰疼时应重点刮拭命门、肾俞、志室。

（3）用拍打法拍打下肢部的委中、委阳、阴谷。

❶ 大杼穴　在背部，当第1胸椎棘突下，旁开1.5寸。

❷ 风府穴　在项部，当后发际正中直上1寸，两侧斜方肌之间凹陷处。

❸ 风池穴　在项部，当枕骨之下，与风府相平，胸锁乳突肌与斜方肌上端之间的凹陷处。

❹ 天柱穴　在项部大筋（斜方肌）外缘之后发际凹陷中，约当后发际正中旁开1.3寸。

❺ 肩井穴　在肩上，前直乳中，当大椎与肩峰端连线的中点上。

❻ 大椎穴　在后正中线上，第7颈椎棘突下凹陷中。

❼ 膈俞穴　在背部，当第7胸椎棘突下，旁开1.5寸。

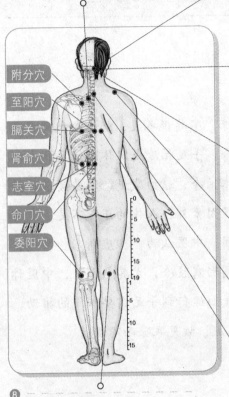

附分穴
至阳穴
膈关穴
肾俞穴
志室穴
命门穴
委阳穴

❽ 委中穴　在腘横纹中点，当股二头肌腱与半腱肌肌腱的中间。

❾ 阴谷穴　在腘窝内侧，屈膝时，当半腱肌肌腱与半膜肌肌腱之间。

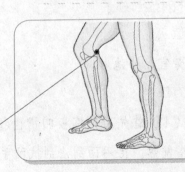

健康贴士　　腰酸背痛者宜经常参加一些诸如太极、气功和游泳等体育锻炼，并养成习惯；搬重物或捡取地面上的东西时，尽可能以弯曲膝盖取代弯腰；一日三餐摄取均衡的营养，确保肌肉、骨骼组织正常而健康地生长。

手足怕冷

对症刮痧 → 健康贴士

生活中，有些人总是手足冰凉，不要说冬天，就是春秋天也是一样，这就是我们常说的手足怕冷。手足怕冷是肌体亚健康状态的典型表现。手脚发凉同时会有身体怕冷、精力减退、容易疲劳等症状。造成手足怕冷的原因除了气候因素外，人体的正气不足，尤其是阳气不足，也是一个重要的原因。中医认为，阳虚则寒。阳气主温主外，阳气不足，人们就会感到形寒肢冷，尤其是手足，中医称之为"四末"，是肢体的末端，气血运行到手足需要阳气的推动，阳气不足，推动力弱，手足气血不足，故见寒凉而不温。

【对症刮痧】

选穴

劳宫、阳池。

方法

（1）首先用刮痧板凹槽由指根部向指尖部刮拭两手手指，直至手指发热。再用面刮法刮拭两手手掌，也应刮至发热。

（2）用平面按揉法按揉上肢部的劳宫、阳池。

（3）用面刮法分别刮拭双足的足背和足底，直至发热为止。

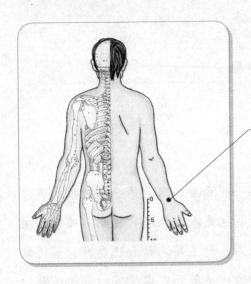

❶ 阳池穴　在腕背横纹中，当指总伸肌腱的尺侧缘凹陷处。

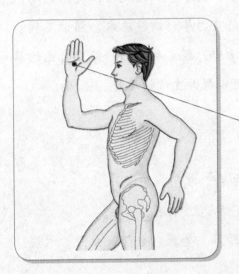

❷ 劳宫穴　在手掌心，当第2、3掌骨之间偏于第3掌骨，握拳屈指时中指尖处。

健康贴士　经常手足怕冷者平时要多参加体育锻炼，进一步增强自身体质；注意保暖细节，睡前热水洗脚，外出穿衣戴帽着厚袜，床上用电热毯子；合理调整饮食，足量贮存人体必需营养素，进一步提高免疫功能与耐寒能力。

关节衰老

对症刮痧 → 健康贴士

关节的衰老不只是从鬓角第一根白发、眼角第一道皱纹出现才开始的，身体各关节柔韧性的减弱也是人体衰老的征兆。关节的柔韧性与筋有很大关系。中医学认为，肝主筋，肝血旺盛时，筋得到肝血的滋养，就能维持强壮与韧性，关节和肌肉就可以灵活运动；肝血不足，血不养筋，就会出现筋疲力尽、四肢麻木、屈伸不利、手足震颤等症状。因此，日常生活中，经常利用刮痧保养自己的筋骨，不仅可以延缓关节衰老，还可以提升生命的质量。

【对症刮痧】

选穴

背部：肩井、筋缩、肝俞、胆俞、魂门、阳纲。

上肢部：温溜、会宗、外关、养老、中渚。

下肢部：风市、膝阳关、阳陵泉、外丘、金门、血海、承筋、三阴交。

方法

（1）用面刮法配合双角刮法，自上而下刮拭肩部的肩井、背部的筋缩，肝俞至胆俞，魂门至阳纲。

（2）用面刮法由上而下刮拭上肢温溜、会宗、外关、中渚、养老。

（3）用面刮法由上而下分段刮拭下肢风市、膝阳关、阳陵泉、外丘至金门，再用同样的方法刮拭血海、承筋及三阴交。

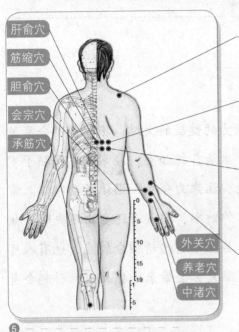

- 肝俞穴
- 筋缩穴
- 胆俞穴
- 会宗穴
- 承筋穴
- 外关穴
- 养老穴
- 中渚穴

❶ 肩井穴　在肩上，前直乳中，当大椎与肩峰端连线的中点上。

❷ 魂门穴　在背部，当第9胸椎棘突下，旁开3寸。

❸ 阳纲穴　在背部，当第10胸椎棘突下，旁开3寸。

❹ 温溜穴　屈肘，在前臂背面桡侧，当阳溪与曲池连线上，腕横纹上5寸处。

❺ 血海穴　屈膝，在大腿内侧，髌底内侧端上2寸，当股四头肌内侧头的隆起处。

❻ 三阴交　在小腿内侧，当足内踝尖上3寸，胫骨内侧缘后方。

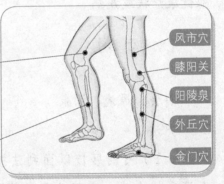

- 风市穴
- 膝阳关
- 阳陵泉
- 外丘穴
- 金门穴

健康贴士

人体五脏都含阴精和阳气。肝阳虚的人，饮食上应温阳滋补，以助肝气，多吃温阳滋补的食物以助肝的生气，如韭菜、核桃、黄鳝等。为了养肝的生气，还要注意调节心情，与大自然融为一体，要会倾诉、解脱、转移不良情绪，让自己始终保持一个好的心境，愉快度过每一天。

大脑疲劳

对症刮痧 → 健康贴士

智慧来自大脑，没有充满活力的健康的大脑，很难想象会有超人的智慧。现代人工作压力大，生活负担加重，经常会觉得脑子不够使，不时头昏脑涨、反应迟钝、注意力分散、思维活动难以正常发挥，这不但影响学习效率和工作效率，严重者还会出现失眠、焦虑、忧虑、遗忘、性功能障碍，甚至可引起精神分裂症，也有人可因脑疲劳过度而死亡。总之，大脑疲劳会带来连锁反应，引起全身亚健康症状或疾病。

【对症刮痧】

选穴

百会、风池、涌泉 。

方法

（1）用刮痧梳以面刮法按侧头部、头顶部、后头部的刮痧顺序刮拭全头，直至头皮发热即可。刮拭过程中应重点刮拭头部的疼痛点。

（2）以单角刮法分别刮拭后头部两侧的风池。

（3）每天睡前用面刮法刮拭两脚足底，直至两足发热，用单角刮法重点刮拭涌泉。

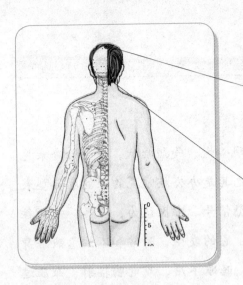

❶ 百会穴 在头部，当前发际正中直上5寸，或两耳尖连线中点处。

❷ 风池穴 在项部，当枕骨之下，与风府相平，胸锁乳突肌与斜方肌上端之间的凹陷处。

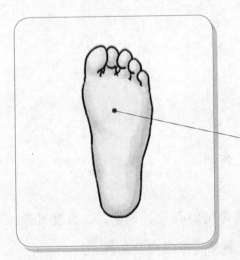

❸ 涌泉穴 在足底部，卷足时足前部凹陷处，约当第2、3趾趾指缝纹头端与足跟连线的前1/3与后2/3交点上。

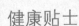

健康贴士　　头部刮痧一般情况下不宜涂刮痧油，头发稀少者可酌情涂少量刮痧油。要有渗透到头皮下肌肉深部的按压力。对于有严重动脉硬化或糖尿病患者，刮痧时按压力要适当减小。

心慌气短

对症刮痧 → 健康贴士

　　工作、生活过程中，时常出现心慌、气短症状，医生检查未见心脏功能失常——这就是现代人尤其是办公族常见的亚健康典型表现。这一切，亦是心血管病的预警信号。中医认为，心慌、气短往往是由中气不足导致的气血两虚。它的发生，时常和不注意锻炼身体、作息时间不规律、经常熬夜、睡眠不足，或电脑辐射、血压过低、房事过度等存在正相关关系。

【对症刮痧】

选穴

背部：心俞、神堂。

腹部：膻中、巨阙。

上肢部：尺泽、曲泽、少海、太渊。

方法

　　（1）用面刮法分别刮拭背部两侧的心俞、神堂穴，力度可稍重。用单角刮法由上而下慢慢刮拭胸部正中膻中至巨阙。

　　（2）用拍打法拍打上肢部的少海、曲泽、尺泽，再用平面刮法由上而下刮拭太渊。

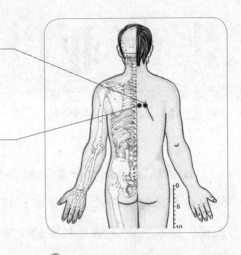

❶ 神堂穴 在背部，当第5胸椎棘突下，旁开3寸。

❷ 心俞穴 在背部，当第5胸椎棘突下，旁开1.5寸。

❸ 膻中穴 在胸部，当前正中线上，平第4肋间，两乳头连线的中点。

❹ 巨阙穴 在上腹部，前正中线上，当脐中上6寸。

❺ 尺泽穴 在肘横纹中，肱二头肌腱桡侧凹陷处。

❻ 曲泽穴 在肘横纹中，当肱二头肌腱的尺侧缘。

❼ 少海穴 屈肘，当肘横纹内侧端与肱骨内上髁连线的中点处。

❽ 太渊穴 在腕掌侧横纹桡侧，桡动脉搏动处。

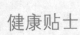

健康贴士　　刮拭胸部不可用刮痧板棱角沿两肋间隙刮拭，胸部乳头处禁刮。因为胸部皮肤薄且敏感，加之瘦弱的人肋骨凸显，所以应用平刮法沿肋骨走形从内向外缓慢刮拭。

生殖亚健康

对症刮痧 → 健康贴士

性功能活动是生命繁衍的自然生理活动，生殖健康是人类延续的基本保障。因此，千方百计保持生殖健康，不论对个人还是对民族、国家，都是举足轻重的大事情。性保健中医称之为"房事养生"。祖国医学认为，人的生育功能、性活动正常与否，肾气的盛衰起决定作用，而肾气的排放受肝的调节控制。所以，无论男女，维护生殖健康就是强化肾与肝的保健、护养。

【对症刮痧】

选穴

男性

背部：命门、腰俞、腰阳关、肝俞、胆俞、肾俞、志室、膀胱俞、关元俞、八髎、白环俞、胞肓。

腹部：气海、关元、中极、曲骨。

女性

背部：命门、腰俞、腰阳关、脾俞、肝俞、胆俞、肾俞、志室、八髎、白环俞。

腹部：气海、关元、中极、曲骨。

下肢部：太冲。

方法

男 性

（1）用面刮法配合双角刮法由上向下刮拭背部的命门、腰俞、腰阳关、肝俞、胆俞、肾俞、志室、膀胱俞、关元俞、八髎、白环俞、胞肓穴。

（2）用面刮法由上向下依次刮拭气海、关元、中极至曲骨。

（3）用平面按揉法按揉足跟部及足跟两侧部位。

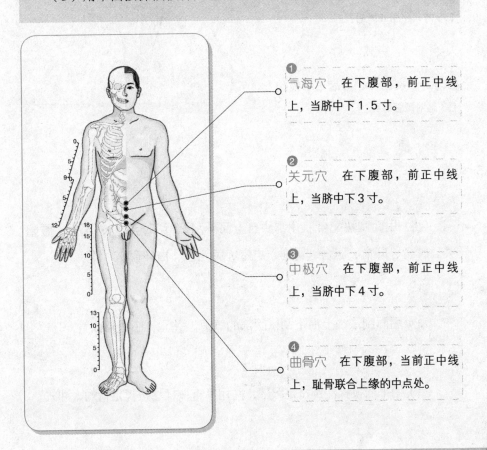

❶ 气海穴　在下腹部，前正中线上，当脐中下1.5寸。

❷ 关元穴　在下腹部，前正中线上，当脐中下3寸。

❸ 中极穴　在下腹部，前正中线上，当脐中下4寸。

❹ 曲骨穴　在下腹部，当前正中线上，耻骨联合上缘的中点处。

⑤ 命门穴　在腰部，当后正中线上，第2腰椎棘突下凹陷中。

⑥ 腰阳关　在腰部，当后正中线上，第4腰椎棘突下凹陷中。

⑦ 关元俞　在腰部，当第5腰椎棘突下，旁开1.5寸。

⑧ 白环俞　在骶部，当骶正中脊旁1.5寸，平第4骶后孔。

⑨ 腰俞穴　在骶部，当后正中线上，适对骶管裂孔。

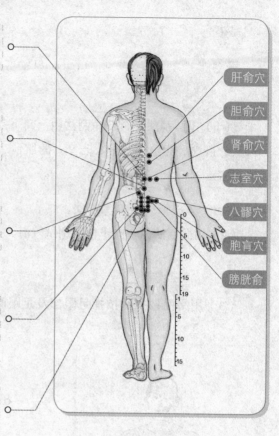

肝俞穴
胆俞穴
肾俞穴
志室穴
八髎穴
胞肓穴
膀胱俞

女 性

（1）用面刮法配合双角刮法自上而下刮拭背部的命门、腰俞、腰阳关、脾俞、肝俞、胆俞、肾俞、志室、关元俞、白环俞、八髎。

（2）用面刮法由上而下刮拭腹部的气海、关元、中极至曲骨。

（3）用平面按揉法刮拭足跟部，并用垂直按揉法按揉足背的太冲穴。

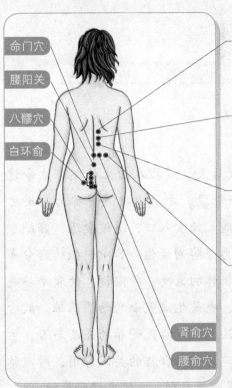

命门穴

腰阳关

八髎穴

白环俞

肾俞穴

腰俞穴

❶ 肝俞穴　在背部，当第9胸椎棘突下，旁开1.5寸。

❷ 胆俞穴　在背部，当第10胸椎突下，旁开1.5寸。

❸ 脾俞穴　在背部，当第11胸椎棘突下，旁开1.5寸。

❹ 志室穴　在腰部，当第2腰椎棘突下，旁开3寸。

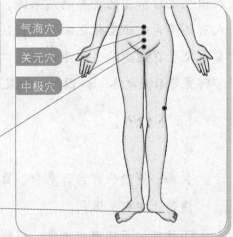

气海穴

关元穴

中极穴

❺ 曲骨穴　在下腹部，当前正中线上，耻骨联合上缘的中点处。

❻ 太冲穴　在足背侧，当第1跖骨间隙的后方凹陷处。

健康贴士

作为男性，应禁止食用影响性腺的食物，避免接触损害性腺功能的物质，节制或戒除烟酒嗜好；作为女性，经期要做到忌生冷、宜温热，忌酸辣、宜清淡、荤素搭配、防止缺铁，孕期和产期更是应当把生殖系统的卫生、健康当成大事来抓，要努力避免纵欲多产，做到生活规律。

脾胃不和

对症刮痧 → 健康贴士

脾胃为"后天之本"。所说后天，是指人出生的整个生命过程，包括生、长、壮、老等几个阶段。之所以把脾胃称为后天之本，其根源在于脾胃具有运化功能。饮食入口，通过食道，容纳于胃，经过胃的腐熟与消化，然后再经脾的运化，其中精微的部分布散于全身各个组织器官，以供给机体的需要。所以说，饮食水谷是人出生之后所需的营养物质来源，也是生成气血的物质基础。故古人有"脾为气血生化之源"的说法。人体后天营养的充足与否，主要取决于胃主受纳，脾主运化，二者分工合作的共同作用，所以称"脾胃为后天之本"。因此，如果脾胃虚弱，一定要好好养护。

【对症刮痧】

选穴

背部：脾俞、胃俞、意舍、胃仓。

腹部：中脘、章门。

下肢部：足三里、丰隆、阴陵泉、三阴交。

方法

（1）用面刮法配合双角刮法由上向下分段刮拭脾俞至胃俞，意舍至胃仓。

（2）用面刮法由上而下刮拭胃部，重点刮拭腹部的中脘、章门。

（3）用面刮法刮拭两手手掌和两足足底，直至发热为止。

（4）用面刮法由上而下刮拭足三里、丰隆、阴陵泉、三阴交。

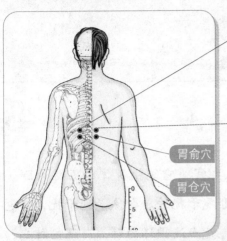

① 薏舍穴　在背部，当第11胸椎棘突下，旁开3寸。

② 脾俞穴　在背部，当第11胸椎棘突下，旁开1.5寸。

胃俞穴

胃仓穴

中脘穴

章门穴

足三里

阴陵泉

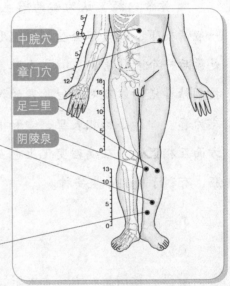

③ 丰隆穴　在小腿前外侧，当外踝尖上8寸，条口外，距胫骨前缘2横指（中指）。

④ 三阴交　在小腿内侧，当足内踝尖上3寸，胫骨内侧缘后方。

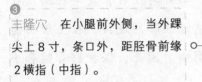

健康贴士

　　脾胃虚弱的人饮食要控制数量，一般说来，以刚出现饱腹感为宜；把握进食的质量，对饮食中的过粗成分如粗纤维、骨头、泥沙、鱼刺等要小心剔除，对于太冷、太热的食物也不宜吃。注意辨证进食。所谓辨证进食，就是要因人、因时而有所不同，如春季宜辛甘温之品，少食酸涩；夏季宜辛香偏于酸性之品；秋季宜平润，少食辛燥之品；冬季宜减咸增苦，偏于碱性食物。少食刺激之品，因刺激性食物对胃黏膜都有损伤，如辣椒、胡椒、浓茶、可口可乐、浓缩果汁、酸菜、姜、葱、蒜、咖啡、酒类等，皆不可过量。此外，慎重用药，因为任何药物对胃部都有程度不同的影响。

心神不安

对症刮痧 → 增效食疗方

《黄帝内经》认为心为君主之官，它统摄身体的五脏六腑。一般情况下，心是不会受到任何邪气干扰的。即使受到干扰，心也是最后一个受伤害的。心主血脉，是血液循环的动力；还主神志，控制精神活动以及对其他脏器的调节。心开窍于舌，其华在面、在志为喜。心和小肠相表里，心和小肠通过经脉的连接，在生理功能方面互相促进，在病理变化上也互相影响。因此，保护好心脏和小肠，有利于我们养生安神。

【对症刮痧】

选穴

背部：厥阴俞、心俞、天宗、神堂、小肠俞。

腹部：膻中、巨阙、关元。

上肢部：少海、曲泽、尺泽、内关、通里、大陵、神门、劳宫、少泽、小海、支正、养老、少冲、中冲。

方法

（1）用面刮法分别刮拭背部两侧的厥阴俞至心俞、天宗、神堂、小肠俞。

（2）用单角刮法由上而下分段刮拭腹部膻中、巨阙至关元，动作宜缓慢。

（3）用面刮法刮拭从手厥阴心包经曲泽穴刮至中指中冲；从

手太阳小肠经小海穴刮至小指少泽；从手少阴心经少海刮至小指少冲。

（4）用平面按揉法按揉上肢部的通里、神门、支正、内关、大陵、劳宫、养老。

（5）用拍打法拍打曲泽、少海，拍打前应适量涂点刮痧油。

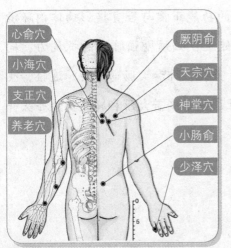

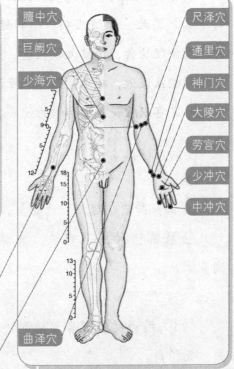

① 内关穴 在前臂掌侧，当曲泽与大陵的连线上，腕横纹上2寸，掌长肌腱与桡侧腕屈肌腱之间。

② 关元穴 在下腹部，前正中线上，当脐中下3寸。

增效食疗方

姜枣龙眼蜜膏：龙眼肉250克，大枣肉250克，蜂蜜250克，鲜姜汁2汤匙。先将龙眼肉、大枣肉洗净，放入锅内，加水适量，煎煮至熟烂，加入姜汁、蜂蜜，文火煮沸，调匀；待冷后，装瓶即可。每日2次，每次取1汤匙，开水化开，饭前食用。本品开胃健脾、益智养心。适宜于思虑劳伤太过、心脾亏虚、纳呆、腹胀、健忘失眠者食用。

益气通便

对症刮痧 → 增效食疗方

肺和大肠相表里，肺和大肠的功能正常与否直接影响体内环境的清洁。因此，预防疾病、维护健康，必须增强肺脏的抵抗力，同时注意合理饮食，保持大便畅通。并且，肺和大肠通过经脉连接，生理功能相互促进，病理变化也相互影响。倘若大肠和肺的保健齐头并进，一定可以收获事半功倍的效果。

【对症刮痧】

选穴

背部：肺俞、魄户、大肠俞。

上肢部：尺泽、列缺、太渊、少商、曲池、偏历、合谷、商阳。

方法

（1）用面刮法配合双角刮法，由上而下刮拭背部的肺俞、魄户、大肠俞。

（2）用面刮法由上而下分段刮拭上肢部的尺泽、列缺、太渊、少商，用同样的方法刮拭曲池至商阳。重点刮拭太渊、列缺、偏历，并拍打曲池、尺泽。

（3）用面刮法刮拭整个足底，直至发热为止。

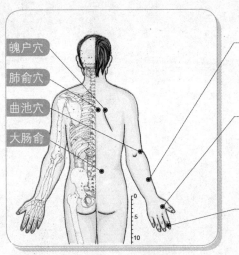

魄户穴
肺俞穴
曲池穴
大肠俞

❶
偏历穴　屈肘，在前臂背面桡侧，当阳溪与曲池连线上，腕横纹上3寸处。

❷
合谷穴　在手背，第1、2掌骨间，当第2掌骨桡侧的中点处。

❸
商阳穴　在手食指末节桡侧，距指甲角0.1寸。

❹
尺泽穴　在肘横纹中，肱二头肌腱桡侧凹陷处。

❺
列缺穴　在前臂桡侧缘，桡骨茎突上方，腕横纹上1.5寸，当肱桡肌与拇长展肌腱之间。

❻
太渊穴　在腕掌侧横纹桡侧，桡动脉搏动处。

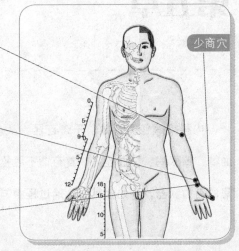

少商穴

增效食疗方

首乌粥：何首乌30克，粳米100克。将何首乌煎水取汁，去渣，与粳米、清水适量共煲粥，调味服用。每2～3日1剂，分2次服。何首乌除能养血安神外，还有通便作用，特别对失眠、大便干结的患者有良好的效果。

核桃饮：核桃仁适量，白糖适量。将核桃仁微炒后捣烂，加入少许白糖拌匀即成。日服2次，每次服15克，热开水送服。2周一个疗程。本品既能滋补肝肾，又可润肠通便。

第五章

刮痧治疗内科病

内科疾病包罗万象、千奇百怪：头痛、咳嗽、感冒、失眠、高血压、低血糖、糖尿病、贫血症……真可谓不胜枚举、各有特色。刮痧作为降服诸多疾患的有力武器，不妨让其在诊治过程中与患者一起携手联袂、朝夕做伴。

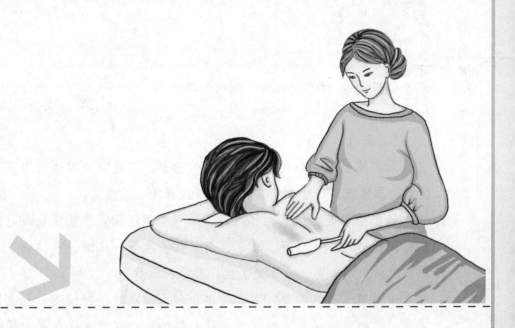

感冒 → 失眠 → 咳嗽 → 头痛 → 贫血 → 高血压 → 低血压 → 高脂血症 → 糖尿病 → 肥胖症 → 便秘

感 冒

诊　断　→　对症刮痧　→　增效食疗方

【诊断】

　　风寒感冒是因风吹受凉而引起的感冒。其症状主要表现为浑身酸痛、鼻塞流涕、咳嗽有痰、脉浮紧或浮缓、发热等。

　　风热感冒是由风热之邪犯表、肺气失和所致。其症状表现为发热重、微恶风、头胀痛、有汗、咽喉红肿疼痛、咳嗽、痰黏或黄、鼻塞黄涕、口渴喜饮、舌尖边红、苔薄白微黄。

　　暑湿感冒是因夏季闷热，湿度比较大，在这个时候大家都比较贪凉，比如吹空调等，感受了风寒之邪所致。症状主要表现为发热重、恶寒轻，一般患者没有寒冷的感觉，只是发热，出汗多但是不解热。

【对症刮痧】

风寒感冒

　　选穴：风池、大椎、肺俞、中府、少商、足三里。

　　方法：用单角刮法刮拭头部的风池，可起到疏风散寒的作用；用面刮法刮拭颈部的大椎以及背部的肩胛部，有退热的作用；用面刮法刮拭背部肺俞，可起到祛邪散寒的作用；用单角刮法刮拭中府、用面刮法刮拭手部大拇指上的少商，可起到解表清热、通利咽喉、苏厥开窍的作用；用面刮法刮拭下肢足三里，可以燥化脾湿、生发胃气。

风热感冒

　　选穴：风池、尺泽、外关、合谷、大椎。

　　方法：用单角刮法刮风池、用面刮法重刮大椎，有解表泻热的作用；用面刮法由上至下依次刮拭尺泽、外关、合谷，可起到解表止痛的作用，如缓解头痛、眩晕、颈部酸痛等。

暑湿感冒

选穴：膻中、中脘、足三里、孔最、支沟、合谷。

方法：用单角刮法由上至下刮拭胸部膻中，可起到理气化痰的作用，缓解胸闷、咳喘、吐逆等；用面刮法刮拭中脘、足三里，可起到和胃健脾、降逆利水的功效；用面刮法由上至下刮拭孔最、支沟和合谷，可起到宣肺解表的作用。

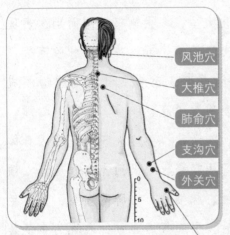

风池穴
大椎穴
肺俞穴
支沟穴
外关穴

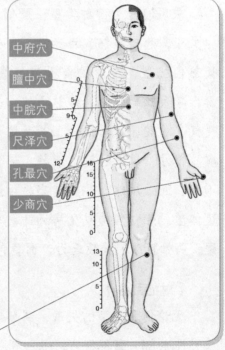

中府穴
膻中穴
中脘穴
尺泽穴
孔最穴
少商穴

❶ 合谷穴　在手背，第1、2掌骨间，当第2掌骨桡侧的中点处。

❷ 足三里　在小腿前外侧，当犊鼻下3寸，距胫骨前缘1横指（中指）。

增效食疗方

姜糖饮：生姜15克（切片），红糖30克。水1碗，加入生姜，煮沸2分钟，再入红糖煮1分钟，即可趁热饮用，饮后盖被发汗。此饮辛温解表，可治疗风热感冒。

失眠

诊　断 → 对症刮痧 → 增效食疗方

失眠，是指经常不能获得正常的睡眠，轻者入寐困难，或寐而不酣，时寐时醒，醒后不能再寐；严重者可整夜不能入眠。

【诊断】

失眠可分为四种类型：肝郁化火型，多由恼怒烦闷而生，表现为少寐，急躁易怒、目赤口苦、大便干结、舌红苔黄、脉弦而数；痰热内扰型，常由饮食不节、暴饮暴食、恣食肥甘生冷或嗜酒成癖，导致肠胃受热、痰热上扰，表现为不寐、头重、胸闷、心烦、嗳气、吞酸、不思饮食、苔黄腻、脉滑数；阴虚火旺型，多因身体虚、精亏、纵欲过度、遗精，使肾阴耗竭、心火独亢，表现为心烦不寐、五心烦热、耳鸣健忘、舌红、脉细数；心脾两虚型，多为年迈体虚、劳心伤神或久病大病之后，引起气虚血亏，表现为多梦易醒、头晕目眩、神疲乏力、面黄色少华、舌淡苔薄、脉细弱。

【对症刮痧】

无论何种类型的失眠，刮痧大致可采用以下两种方法：

刮头部、背部经穴

选穴：百会、四神聪、心俞、脾俞、安眠、风池。

方法：用单角刮法刮拭头顶百会、四神聪，用面刮法自上而下刮拭背部的心俞至脾俞，能起到宁心安神、健脾、益气、养血的功效；用单角刮法刮拭头部的安眠、风池，可起到安神及疏调肝胆的作用。

刮头部、足底经穴

选穴：百会等头部经穴及足部经穴。

方法：每天早晨起床后用面刮法刮拭整个头部的经脉，用水牛角刮痧梳子以百会为起点，前后左右分别由百会向下刮，侧头部由前向后方刮拭，这样可起到畅达全身阳气、提高神经兴奋性的作用；每天晚上在睡觉以前刮拭两个足底，由脚趾向脚跟部刮拭，有利于脑神经迅速转为抑制状态而加速睡眠。

❶ 四神聪　位于头顶部，当百会穴前后左右各1寸处，共4个穴位。

❷ 百会穴　在头部，当前发际正中直上5寸，或两耳尖连线中点处。

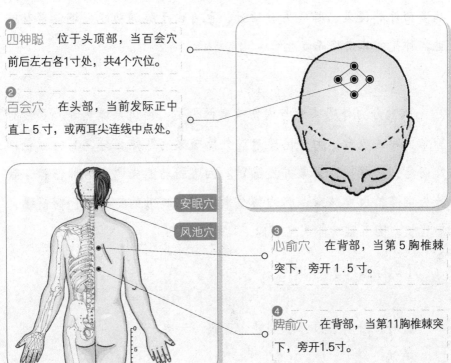

安眠穴
风池穴

❸ 心俞穴　在背部，当第5胸椎棘突下，旁开1.5寸。

❹ 脾俞穴　在背部，当第11胸椎棘突下，旁开1.5寸。

增效食疗方　苦丁肉桂茶：苦丁茶5克，肉桂2克，夜交藤3克。将苦丁茶、肉桂、夜交藤碾成粗末，用过滤纸压边包裹，置茶杯中，开水冲入，加盖，静置10分钟，即可饮用。随冲随饮，味淡为止可调和阴阳，清心安神。

咳嗽

诊　断 → 对症刮痧 → 增效食疗方

　　咳嗽是肺系疾患的主要症候之一，包括现代医学上的呼吸道感染、急慢性支气管炎、支气管扩张、各种肺炎等。中医学认为，本病多由外邪侵袭、肺气失宣所致，也可由于脏腑功能失调，累及肺脏，肺气失其肃降而发生。

【诊断】

　　咳嗽分为外感咳嗽与内伤咳嗽两大类。由风寒燥热等外邪侵犯肺系引起的咳嗽，为外感咳嗽。外感咳嗽有寒热之分，其特征是：发病急，病程短，常常并发感冒。因脏腑功能失调，内邪伤肺，致肺失肃降，引发咳嗽，为内伤咳嗽。内伤咳嗽的特征是：病情缓，病程长，因五脏功能失常引起。

【对症刮痧】

选穴

大杼、肺俞、尺泽、列缺、廉泉、天突。

方法

　　（1）用面刮法由上而下刮拭背部两侧的大杼至肺俞，可起到宣肺解表的功效，对治疗咳嗽很有帮助；用面刮法由上至下分别刮拭左右上肢的尺泽、列缺，可起到疏散肺经风寒、止咳化痰的功效。

　　（2）用面刮法自颈部廉泉由上而下慢慢刮拭，再分别刮拭颈前两侧部位；用单角法由天突缓慢向下刮拭；用平面刮法由内向外分别沿胸肋骨走行慢慢刮拭。此法可减轻局部炎症，对改善咳嗽症状疗效显著。

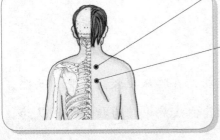

① 大杼穴　在背部，当第1胸椎棘突下，旁开1.5寸。

② 肺俞穴　在背部，当第3胸椎棘突下，旁开1.5寸。

③ 廉泉穴　在颈部，当前正中线上，喉结上方，舌骨上缘凹陷处。

④ 天突穴　在颈部，当前正中线上胸骨上窝中央。

⑤ 尺泽穴　在肘横纹中，肱二头肌腱桡侧凹陷处。

⑥ 列缺穴　在前臂桡侧缘，桡骨茎突上方，腕横纹上1.5寸，当肱桡肌与拇长展肌腱之间。

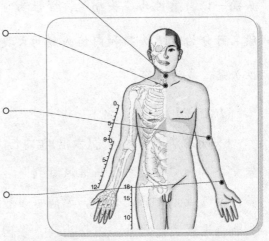

增效食疗方

梨丝拌萝卜：白萝卜250克，梨100克，生姜少许，麻油、精盐、味精适量。萝卜切成丝，用沸水焯2分钟捞起，加上梨丝、姜末少许及调料，拌匀凉食。可清热化痰、生津润燥，是风燥咳嗽较好的辅助治疗之剂。

蜜饯萝卜梨：白萝卜1个，梨1个，蜂蜜50克，白胡椒7粒。将白萝卜、梨洗净切碎，放入碗中，倒入蜂蜜，加白胡椒，装锅蒸熟即可。将白胡椒拣出，分两次温服。此方可发散风寒、止咳化痰，是治疗风寒咳嗽的良方。

头痛

诊　断 → 对症刮痧 → 增效食疗方

　　头痛是人自我感觉到的一种症状，在临床上较为常见。头痛，既可单独出现，为病；亦可并发于其他疾病中，为症。中医认为，头痛一证，急性为"头痛"，慢性为"头风"。根据临床表现，一般又可分为外感头痛和内伤头痛两大类。急性头痛，多为外感；慢性头痛，多为内伤。

【诊断】

　　头痛的病因多因外感(六淫)和内伤(七情)所致。"伤于风者，上先受之"，"高顶之上，唯风可到"。所以，外感头痛，以风邪为多，因"风为百病之长"，为病每多兼挟，故又有风寒头痛、风热头痛、风湿头痛之分。内伤头痛，多因七情内伤、脏腑失调、气血不足所致，故又有肝火头痛、血瘀头痛、血虚头痛、气虚头痛、阴虚头痛、阳虚头痛和痰浊头痛之分。

【对症刮痧】

　　不论是什么原因引起的头痛，都与循行于头部的经脉气血失调、气滞血瘀有关。所以，刮拭寻找并疏通头部经络以及头部对应区的疼痛点，就可以快速缓解头痛症状。下面的刮痧方法适用于各种类型的头痛。

寻找头痛点重点刮拭

用刮痧梳以面刮法刮拭整个头部，首先刮拭头的两侧，从前往后刮，再以百会为中心，分别向周围刮拭。刮拭时注意寻找疼痛点，即疼痛区域。找到疼痛区域，应重点刮拭，每个疼痛区域刮至头皮处有热感为止。本法可起到疏通头部经络气血、快速治疗和缓解头痛的作用。

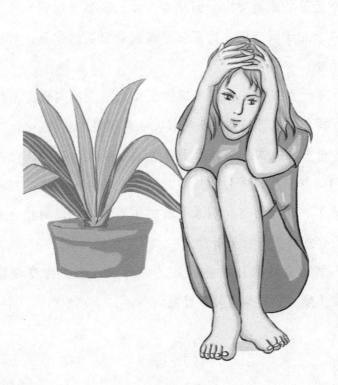

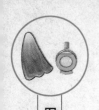
刮拭治疗头痛的单穴

选穴

太阳、百会、头维、合谷、太冲。

方法

太阳穴：用平面按揉法刮拭头部两边的太阳穴。太阳穴是治疗头痛的经外奇穴，刮拭太阳穴可以给大脑以良性刺激，能够解除疲劳、振奋精神、止痛醒脑，并且能继续保持注意力的集中。

百会穴：用刮痧板一角按揉头顶部的百会穴。百会穴与脑密切联系，是调节大脑功能的要穴。刮拭百会穴，能够通达阴阳脉络，连贯周身经穴，对于调节机体的阴阳平衡起着重要的作用，对治疗头痛有显著疗效。

头维穴：用平面按揉法按揉头部的头维穴。头维穴也是治疗头痛的要穴，刮拭头维穴可起到清头明目、止痛镇痉的作用。

合谷穴：用平面按揉法按揉双手手背的合谷穴、列缺穴，刮拭合谷穴能起到镇静止痛、通经活络、清热解表的作用；刮拭列缺穴能起到止咳平喘、通经活络、利水通淋的作用。因此，刮拭合谷穴和列缺穴对治疗感冒头痛有显著疗效。

太冲穴：用垂直按揉法按揉双足足背的太冲穴，力度稍微大些，对治疗偏头痛、头顶痛有显著疗效。

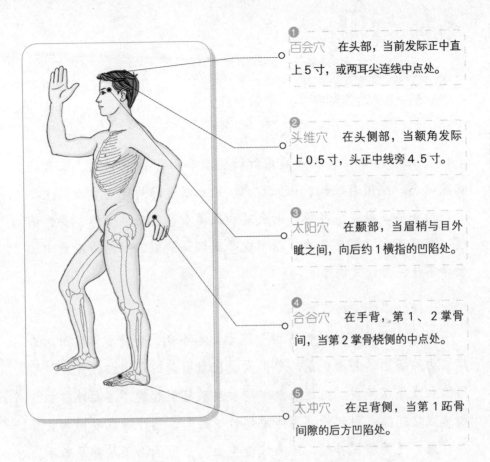

① 百会穴　在头部，当前发际正中直上5寸，或两耳尖连线中点处。

② 头维穴　在头侧部，当额角发际上0.5寸，头正中线旁4.5寸。

③ 太阳穴　在颞部，当眉梢与目外眦之间，向后约1横指的凹陷处。

④ 合谷穴　在手背，第1、2掌骨间，当第2掌骨桡侧的中点处。

⑤ 太冲穴　在足背侧，当第1跖骨间隙的后方凹陷处。

增效食疗方

半夏山药粥：怀山药30克，清半夏30克。山药研末。先煮半夏，取汁一大碗，去渣，调入山药末，再煮数沸，酌加白糖和匀，空腹食。可燥湿化痰，降逆止呕，适宜头痛兼见咳嗽、恶心呕吐者服用。

芹菜根鸡蛋汤：芹菜根250克，鸡蛋2个。上味同煮，蛋熟即成。早晚2次，连汤服食。可潜阳息风，滋补肝血，适用于头痛时作时止，经久不愈。

贫血

诊 断 → 对症刮痧 → 增效食疗方

贫血是指单位容积血液内红细胞数和血红蛋白量低于正常的病理状态。病因有缺铁、出血溶血、造血功能障碍等。贫血的主要症状为头昏、眼花、耳鸣、面色苍白或萎黄、气短、心悸、身体消瘦、夜寐不安、疲乏无力、指甲变平变凹易脆裂、注意力不集中、食欲不佳、月经失调等。

【诊断】

缺铁引起的"缺铁性贫血"见于营养不良、长期小量出血，治疗应去除病因，并服铁剂。急性大量出血引起的"出血性贫血"须用输血或手术抢救。另还有红细胞过度破坏引起的"溶血性贫血"和造血功能障碍引起的"再生障碍性贫血"，治疗时既要增加营养及补血，又要重视补气，因为气能生血。严重的必须从补肾着手，因为肾中精华能化生成血。

【对症刮痧】

选穴

肺俞、肝俞、脾俞、肾俞、血海、足三里、三阴交、涌泉穴。

方法

（1）用面刮法由上而下依次刮拭肺俞、肝俞、脾俞、肾俞，可起到解表宣肺、清热理气、疏肝利胆、健脾和胃、利湿升清、益肾助阳、强腰利水之功效，可治疗贫血。

（2）用面刮法刮拭腿部的血海、足三里、三阴交，可起到调理脾胃、补中益气、通经活络、疏风化湿、扶正祛邪的功效，有助于贫血的治疗。

（3）用面刮法刮拭双脚脚底，尤其是涌泉，可起到镇静安神、疏肝明目、健胸壮骨的作用。

以上刮痧方法对治疗各种类型的贫血都有显著疗效。

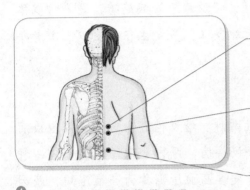

❶ 肝俞穴　在背部，当第9胸椎棘突下，旁开1.5寸。

❷ 脾俞穴　在背部，当第11胸椎棘突下，旁开1.5寸。

❸ 肾俞穴　在腰部，当第2腰椎棘突下，旁开1.5寸。

❹ 血海穴　屈膝，在大腿内侧，髌底内侧端上2寸，当股四头肌内侧头的隆起处。

❺ 足三里　在小腿前外侧，当犊鼻下3寸，距胫骨前缘1横指（中指）。

❻ 三阴交　在小腿内侧，当足内踝尖上3寸，胫骨内侧缘后方。

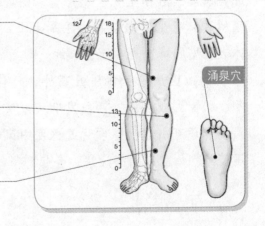

涌泉穴

增效食疗方

豆腐猪血汤：豆腐250克，猪血（羊血、牛血亦可）400克，大枣10枚。先将大枣洗净，与豆腐、猪血同放入锅中，加适量水，置火上煎煮成汤。饮汤，食枣。15日为一疗程。可补血，适用于产后妇女贫血症。

高血压

诊　断 → 对症刮痧 → 增效食疗方

高血压病属中医的"头痛"、"眩晕"等病范畴，是一种以体循环动脉血压升高为表现的临床综合征，多发生在40岁以上中老年人，是临床常见多发病。

【诊断】

高血压可分原发性和继发性两种。继发性高血压是由其他疾病引起，是肾脏病、糖尿病、内分泌疾病、颅内病变等所引起的一种症候，而不是一个独立的病。原发性高血压则称为高血压病，多因肝肾阴虚、肝阳上亢，或肾虚、阴虚阳亢，或精神受刺激、大脑紧张所致。可见原发性高血压是由于"阳亢"（或因虚致实）而导致人体大脑皮质功能紊乱而引起的。

高血压病除了血压升高外，还伴有颈后或头部胀痛、头晕眼花、心慌，或胸闷、四肢发麻，或头重脚轻如坐舟中，日久不愈。严重者还可引起动脉硬化或诱发中风等病变。高血压患者除服用降压药外，如配以刮痧疗法，会起到很好的疗效。

【对症刮痧】

选穴

百会、大椎、长强、肩井、肺俞、心俞、曲池、足三里、三阴交、太溪、太冲。

方法

（1）用面刮法重点刮拭头部的百会，并以百会为中心，呈放射状刮拭整个头部，直到头皮发热为止。

（2）用面刮法由上而下分段刮拭背部督脉大椎至长强，再以梳理经气法疏通督脉气血，可起到疏阳泻热的功效；用角刮法点按肩井穴，用面刮法分别刮拭背部两侧肺俞至心俞部位，可起到宣肺解热、调畅气机的作用。

（3）用平面按揉法分别按揉曲池、足三里、三阴交、太溪穴，用垂直按揉法按揉太冲，可起到健脾养胃、培补肾气、疏肝理气的功效。

① 百会穴　在头部，当前发际正中直上 5 寸，或两耳尖连线中点处。

② 肩井穴　在肩上，前直乳中，当大椎与肩峰端连线的中点上。

③ 大椎穴　在后正中线上，第 7 颈椎棘突下凹陷中。

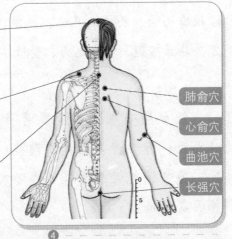

肺俞穴
心俞穴
曲池穴
长强穴

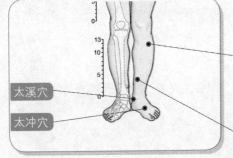

太溪穴
太冲穴

④ 足三里　在小腿前外侧，当犊鼻下 3 寸，距胫骨前缘1横指（中指）。

⑤ 三阴交　在小腿内侧，当足内踝尖上3寸，胫骨内侧缘后方。

增效食疗方

荷叶粥：新鲜荷叶1张，粳米100克，冰糖少许。将鲜荷叶洗净煎汤，再用荷叶汤同粳米、冰糖煮粥。早晚餐温热食。

醋泡花生米：生花生米浸泡醋中，5日后食用，每天早上10～15粒，有降压、止血及降低胆固醇的作用。

低血压

诊　断 → 对症刮痧 → 增效食疗方

低血压是指收缩压<90毫米汞柱，舒张压<60毫米汞柱者。典型症状有头晕、头痛、耳鸣、失眠、心悸、消瘦、面色苍白、两眼发黑、站立不稳、全身乏力、食欲不振、手足冰凉等。

【诊断】

低血压分急性和慢性两种，急性者多伴随昏厥、休克同时发生；慢性者多因体质消瘦、体位突然变化、内分泌功能紊乱、慢性消耗性疾病及营养不良、心血管疾病或居住高原地区等因素引起。

【对症刮痧】

选穴

百会、天突、膻中、内关、劳宫、足三里、三阴交、太溪、涌泉、肺俞、厥阴俞、心俞。

方法

（1）用平面按揉法慢慢按揉头顶百会，再慢慢刮拭后颈双侧的血压点，此法可快速缓解低血压引起的乏力、头晕、疲倦等症状。

（2）用刮痧板一角按揉天突、膻中和上肢的内关、劳宫，用平面按揉法按揉脚部的足三里、三阴交、太溪以及足部的涌泉，可以阻挡邪气、宣发正气、增强心脏供血功能，同时还可以缓解疲劳。

（3）用面刮法和双角刮法由上而下分段刮拭背部的肺俞、厥阴俞、心俞，可以促进气血运行，增加血液的供应量，加快循环速度，以减轻低血压的症状。

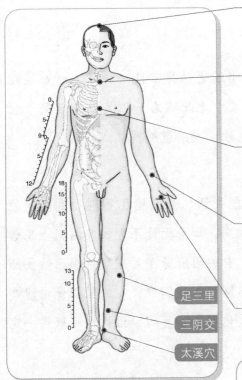

❶ 百会穴　在头部，当前发际正中直上 5 寸，或两耳尖连线中点处。

❷ 天突穴　在颈部，当前正中线上胸骨上窝中央。

❸ 膻中穴　在胸部，当前正中线上，平第 4 肋间，两乳头连线的中点。

❹ 内关穴　在前臂掌侧，当曲泽与大陵的连线上，腕横纹上 2 寸，掌长肌腱与桡侧腕屈肌腱之间。

❺ 劳宫穴　在手掌心，当第 2、3 掌骨之间偏于第 3 掌骨，握拳屈指时中指尖处。

足三里

三阴交

太溪穴

❻ 涌泉穴　在足底部，卷足时足前部凹陷处，约当第 2、3 趾趾指缝纹头端与足跟连线的前 1/3 与后 2/3 交点上。

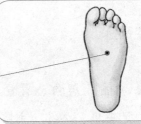

增效食疗方　人参汤：取人参大概 5 毫米长，切成圆片，在鸡汤中加入人参、豆芽、胡萝卜、白菜等一起煮，大约 2 小时就可以喝了。每天 1 碗。

高脂血症

诊　断 → 对症刮痧 → 增效食疗方

高脂血症是指由于脂肪代谢或运动异常使一种或多种血浆脂质浓度超过正常范围。在中医学中无此病名，但其症状散见于眩晕、中风、脑痹等病证中，属痰浊、痰痹范畴。

【诊断】

高脂血症是一组以脏腑功能失调、膏脂输化不利而致以痰浊为主要致病因素的疾病。痰浊致病，周身无处不到。在临床上患者中有的因脾虚痰瘀阻络而肢麻；有的因肝肾不足聚痰生瘀而致头痛眩晕；有的因心脾不足痰瘀阻痹胸阳而致胸痹；有的因脾肾两虚痰瘀阻窍而成痴呆。这些患者通过化痰浊、行痰瘀治疗均可取得一定疗效。

【对症刮痧】

选穴

大椎、心俞、脾俞、胃俞、三焦俞、肾俞、郄门、内关、曲池、血海、足三里、公孙、丰隆。

方法

（1）用面刮法由上而下刮拭颈部大椎，力度宜大，速度宜慢，可有效疏泄体内的热积；用面刮法由上而下分段刮拭背部双侧膀胱经的心俞、脾俞、胃俞、三焦俞、肾俞，可增强心脏功能、健脾利湿，促进体内血液、水液的代谢和运行。

（2）用面刮法由上而下刮拭上肢郄门至内关，可起到理气活血的作用；用面刮法刮拭上肢曲池、下肢血海，用平面按揉法按揉下肢的足三里、公孙、丰隆，可通经活血、健脾利湿、化痰清热。

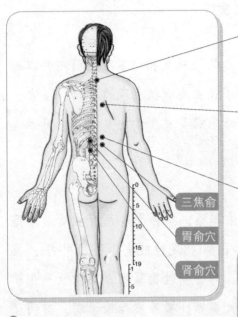

❶ 大椎穴　在后正中线上，第7颈椎棘突下凹陷中。

❷ 心俞穴　在背部，当第5胸椎棘突下，旁开1.5寸。

❸ 脾俞穴　在背部，当第11胸椎棘突下，旁开1.5寸。

三焦俞

胃俞穴

肾俞穴

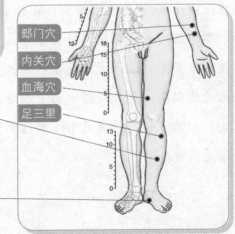

郄门穴

内关穴

血海穴

足三里

❹ 丰隆穴　在小腿前外侧，当外踝尖上8寸，条口外，距胫骨前缘2横指（中指）。

❺ 公孙穴　在足内侧缘，当第1跖骨基底部的前下方。

增效食疗方

黑芝麻降脂粥：黑芝麻30克，大米40克，桑葚至30克，白糖10克。先将黑芝麻、大米、桑葚一同捣碎，再放入沙锅中加清水1000毫升，煮成糊状，加入白糖即可食用。本品具有降脂、软化血管的功效，适用于高脂血症患者食用。

糖尿病

诊　断 → 对症刮痧 → 增效食疗方

　　糖尿病是由于体内胰岛素分泌的绝对或相对不足而引起的以糖代谢紊乱为主的全身性疾病。糖尿病主要症状表现为多饮、多食、多尿、体重减少，即三多一少。糖尿病多发生于中年以后，男性发病率略高于女性。

【诊断】

　　此病可分为三型：即胰岛素依赖型，亦称Ⅰ型(脆性或青幼年型糖尿病)；非胰岛素依赖型，亦称Ⅱ型(稳定性或老年型糖尿病)；其余型糖尿病，包括胰源性糖尿病、内分泌性糖尿病、药源性及化学性糖尿病等。临床上前两型占绝大多数，属原发性糖尿病，有明显的遗传倾向。其余型则大部分属继发性糖尿病，受后天因素影响较大，如胰源性糖尿病是由于胰腺切除、胰腺炎等引起的胰岛素分泌不足所致。

【对症刮痧】

选穴

大椎、肺俞、肝俞、脾俞、肾俞、中脘、气海、关元。

方法

　　（1）用面刮法刮拭大椎，再由上而下分段刮拭肺俞、肝俞、脾俞至肾俞，可起到宣清肺热、平肝降火、调理脾胃、补肾纳气的功效。

（2）用面刮法由上而下刮拭腹部的中脘、气海、关元，有调理脾胃的作用，有助于糖尿病的治疗。

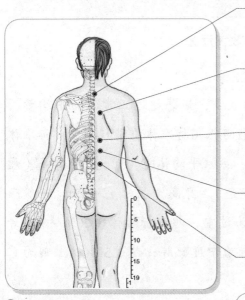

❶ 大椎穴　在后正中线上，第7颈椎棘突下凹陷中。

❷ 肺俞穴　在背部，当第3胸椎棘突下，旁开1.5寸。

❸ 肝俞穴　在背部，当第9胸椎棘突下，旁开1.5寸。

❹ 脾俞穴　在背部，当第11胸椎棘突下，旁开1.5寸。

❺ 肾俞穴　在腰部，当第2腰椎棘突下，旁开1.5寸。

❻ 中脘穴　在上腹部，前正中线上，脐上4寸。

❼ 气海穴　在下腹部，前正中线上，当脐中下1.5寸。

❽ 关元穴　在下腹部，前正中线上，当脐中下3寸。

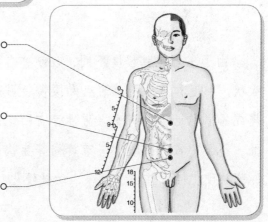

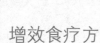
增效食疗方

瓜蒌羹：鲜瓜蒌根250克，冬瓜250克，淡豆豉、精盐适量。将鲜瓜蒌根、冬瓜分别洗净去皮，冬瓜去籽切成片，与豆豉同放锅内加水煮至瓜烂时加盐少许即成。可适量食之，连服3~4周。清热止渴、润燥生津，是治疗糖尿病症状的良方。

肥胖症

诊　断 → 对症刮痧 → 增效食疗方

肥胖是指人体内脂肪堆积过多，显著超过正常人的平均量。肥胖的判断没有绝对标准，一般可根据标准体重进行判断。标准体重有一种比较简易的计算方法：男性平均体重（千克）＝身高（厘米）－105；女性平均体重（千克）＝身高（厘米）－100。一般而言，超过标准体重的10%，称为过重；超过标准体重20%～30%者为轻度肥胖；超过30%～50%者为中度肥胖；超过50%以上则为重度肥胖。

【诊断】

由于患者肥胖程度不同，表现亦各异。轻度肥胖者一般无任何症状，中度和重度肥胖者行动缓慢、易感疲劳、气促、负重关节酸痛或易出现退行性病变。男性可有阳痿；妇女可有月经量减少、闭经、不孕，常有腰酸、关节疼痛等症状，并易伴发高血压、冠状动脉粥样硬化性心脏病、痛风、动脉硬化、糖尿病、胆石症等。

【对症刮痧】

选穴

脾俞、胃俞、肾俞、中脘、关元、列缺、梁丘、丰隆、三阴交。

方法

（1）用面刮法由上而下依次刮拭背部左右两侧的脾俞、胃俞、肾俞。

（2）用平面按揉法分别按揉中脘、关元、列缺。

（3）用平面刮法刮拭梁丘、丰隆、三阴交。

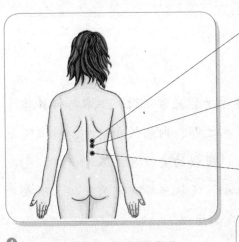

❶
脾俞穴　在背部，当第11胸椎棘突下，旁开1.5寸。

❷
胃俞穴　在背部，当第12胸椎棘突下，旁开1.5寸。

❸
肾俞穴　在腰部，当第2腰椎棘突下，旁开1.5寸。

❹
中脘穴　在上腹部，前正中线上，当脐中上4寸。

❺
关元穴　在下腹部，前正中线上，当脐中下3寸。

❻
列缺穴　在前臂桡侧缘，桡骨茎突上方，腕横纹上1.5寸，当肱桡肌与拇长展肌腱之间。

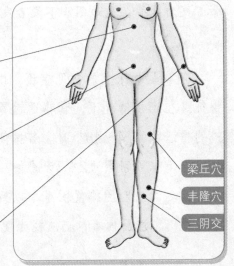

梁丘穴

丰隆穴

三阴交

增效食疗方

荷叶减肥粥：鲜荷叶1张（重约200克），粳米100克，白糖适量。将米洗净，加水煮粥。临熟时将鲜荷叶洗净覆盖粥上，焖约15分钟，揭去荷叶，粥成淡绿色，再煮片刻即可。服时酌加白糖，随时可食。具有清暑、生津、止渴、降脂减肥之功效。

便秘

诊　断 → 对症刮痧 → 增效食疗方

中医学认为，便秘系大肠传导功能失常所致，但常与脾胃肺肝肾等脏腑功能失调有关。外感寒热之邪、内伤饮食情志、阴阳气血不足等皆可形成便秘。概括说来，便秘的直接原因不外乎热、气、冷、虚四种，胃肠积热者发为热秘，气机瘀滞者发为气秘，阴寒积滞者发为冷秘，气血阴阳不足者发为虚秘。

【诊断】

便秘是临床上的常见症状，以大便次数减少、粪便干燥难解为特征。在正常情况下，食物通过胃肠道，经过消化、吸收，剩余残渣的排泄常需24~48小时。若排便间隔48小时以上，一般可视为便秘。但也有人习惯于2~3天排便一次，而无便秘症状，不能视为便秘。反之，有时因排便困难，以致一日排便数次，但每次量少，部分粪便仍留滞肠内者，仍应视为便秘。

【对症刮痧】

选穴

商阳、少商、天枢、足三里、上巨虚。

方法

（1）用面刮法从大肠经肩上部由上而下开始分段刮至食指甲根部的商阳，再用面刮法从拇指指根部刮至指尖，重点刮拭甲根部的少商。这些穴位有利于疏泄阳热，调理肠胃。

（2）用面刮法重点刮拭腹部两侧的天枢，再用面刮法由上而下刮拭足部的足三里至上巨虚，可以直接促进肠道的蠕动，有效治疗便秘。

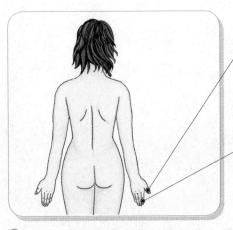

1 少商穴　在手拇指末节桡侧，距指甲角0.1寸。

2 商阳穴　在手食指末节桡侧，距指甲角0.1寸。

3 天枢穴　在腹中部，平脐中，距脐中2寸。

4 足三里　在小腿前外侧，当犊鼻下3寸，距胫骨前缘1横指（中指）。

5 上巨虚　在小腿前外侧，当犊鼻下6寸，距胫骨前缘1横指（中指）。

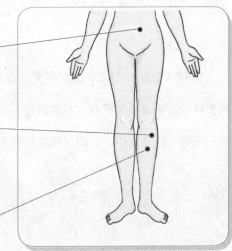

增效食疗方

胡萝卜拌菜心：白菜心500克，胡萝卜100克，芝麻酱、白糖、香油、米醋各适量。白菜心、胡萝卜分别洗净，切成细丝，放入小盆内备用。将芝麻酱加香油调开，浇在菜丝上，再撒上白糖，食前酌加米醋拌匀即成。大白菜性平味甘，有清热除烦、养胃利水、通利肠胃等功效。

第六章

刮痧治疗外科病

外科疾患从头到脚，随处可见，治疗方法千姿百态、多种多样。然而，在多种诊治手段的选择中，刮痧以超前诊断、安全可靠、经济实用、疗效显著等一系列特点在比较、鉴别过程中自然而然地进入人们的视线。

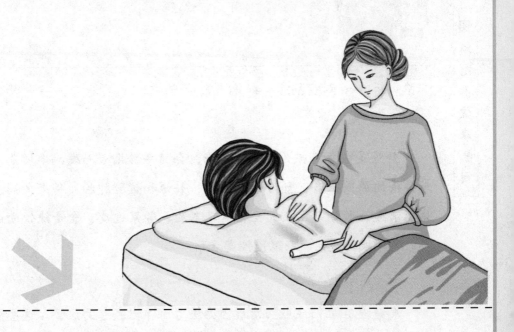

痔疮 → 颈椎病 → 肩周炎 → 腰痛 → 足跟痛

痔 疮

诊 断 → 对症刮痧 → 增效食疗方

痔疮是成年人极为常见的疾病，会随年龄增长而发病率增高。患痔疮的原因很多，如习惯性便秘、妊娠和盆腔肿物、年老久病、体弱消瘦、长期站立或久坐、运动不足、劳累过度、食辛辣饮食过多、冬季缺乏蔬菜、肠道慢性炎症等。

【诊断】

痔疮是在肛门或肛门附近因为压力而伸出隆起的血管。这些由于扩大、曲张所形成的柔软静脉团，类似腿部的静脉曲张，但痔疮常常会出血、栓塞或团块脱出。视诊时肛门缘痔红肿，增加腹压时痔核变大，部分患者内痔脱出肛外。

【对症刮痧】

选穴

百会、关元、中极、腰俞、长强、手三里、下廉、血海、三阴交。

方法

（1）用单角刮法刮拭头部的百会，可以疏散风邪。

（2）用面刮法由上而下刮拭腹部的关元至中极，可清湿热、培元气。

（3）用面刮法刮拭腰部的腰俞，再由上而下刮拭至长强，对治疗痔疮疗效显著。

（4）用面刮法刮拭上肢的手三里至下廉，用平面按揉法按揉脚部的血海和三阴交，可起到清热散风、宣通下焦、利胃利肠的功效，对治疗痔疮十分有利。

❶ 百会穴　在头部，当前发际正中直上5寸，或两耳尖连线中点处。

❷ 关元穴　在下腹部，前正中线上，当脐中下3寸。

❸ 中极穴　在下腹部，前正中线上，当脐中下4寸。

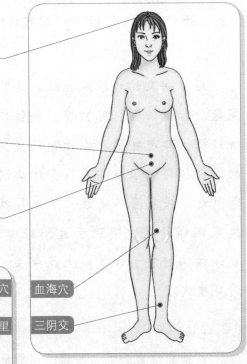

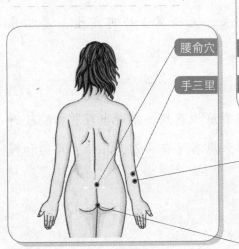

腰俞穴

手三里

血海穴

三阴交

❹ 下廉穴　在前臂背面桡侧，当阳溪与曲池连线上，肘横纹下4寸处。

❺ 长强穴　在尾骨端下，当尾骨端与肛门连线的中点处。

增效食疗方　绿豆冬瓜汤：绿豆150克，冬瓜500克，食盐少许，猪油适量。将冬瓜去皮，与绿豆同煮至烂熟，放入食盐、猪油便成。分3次服食绿豆、冬瓜，喝汤。方中绿豆、冬瓜均有清热解毒之功，适用于实热所致痔疮患者。

颈椎病

诊　断 → 对症刮痧 → 增效食疗方

颈椎病又称颈椎综合征，是指颈椎及其周围软组织，如颈间盘、后纵韧带、黄韧带、脊髓鞘膜等发生病理改变而导致颈神经根、颈部脊髓、椎动脉及交感神经受到压迫或刺激而引起的综合征群。颈椎病多因身体虚弱、肾虚精亏、气血不足、濡养欠乏；或气滞、痰浊、瘀血等病理产物积累，致经络瘀滞、风寒湿邪外袭，痹阻于太阳经脉，经隧不通、筋骨不利而发病。该病好发于40岁以上成年人，无论男女皆可发生，是临床常见疾病。

【诊断】

颈椎病通常表现为头颈、肩臂麻木疼痛，重者出现肢体酸软乏力，甚则大小便失禁、瘫痪。部分患者可有头晕、耳鸣、耳痛和握力减弱及肌肉萎缩等。

【对症刮痧】

选穴

风府、风池、肩井、外关、中渚、阳陵泉、悬钟。

方法

（1）用单角刮法分别刮拭颈部的风府、风池，再用面刮法分段刮拭双侧风池至肩井穴，重点刮拭有疼痛、结节和肌肉紧张僵硬的区域。

（2）用面刮法由上而下刮拭上肢外关，再用垂直按揉法按揉手背中渚，最后用面刮法由上而下分段刮拭阳陵泉至悬钟。

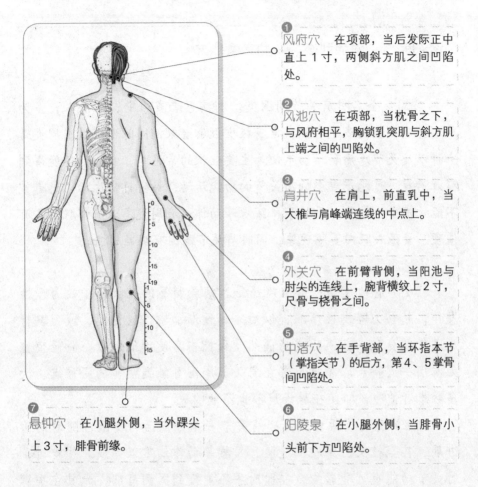

❶ 风府穴　在项部，当后发际正中直上1寸，两侧斜方肌之间凹陷处。

❷ 风池穴　在项部，当枕骨之下，与风府相平，胸锁乳突肌与斜方肌上端之间的凹陷处。

❸ 肩井穴　在肩上，前直乳中，当大椎与肩峰端连线的中点上。

❹ 外关穴　在前臂背侧，当阳池与肘尖的连线上，腕背横纹上2寸，尺骨与桡骨之间。

❺ 中渚穴　在手背部，当环指本节（掌指关节）的后方，第4、5掌骨间凹陷处。

❼ 悬钟穴　在小腿外侧，当外踝尖上3寸，腓骨前缘。

❻ 阳陵泉　在小腿外侧，当腓骨小头前下方凹陷处。

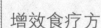

增效食疗方　　桑枝煲鸡：老桑枝60克，母鸡1只(约1000克)，食盐少许。将母鸡去除毛、内脏，洗净，切块，与老桑枝一同放沙锅内，加适量水，煮沸后，以文火煲汤。待肉熟烂后，加入少许盐调味，即可饮汤食鸡肉。此方可补肾精，通经络，治疗经络阻痹所致的颈椎病。

肩周炎

诊 断 → 对症刮痧 → 增效食疗方

肩周炎全名叫肩关节周围炎。本病患者多为中、老年人，多为单侧发病，左侧多于右侧，也有极少数患者双侧同时发病。肩周炎是一种以肩关节疼痛和活动不便为主要症状的常见病。此病如不能得到有效治疗，可能严重影响肩关节的功能活动，妨碍日常生活。患者常不能做背手、梳头、系腰带、穿衣等动作。肩周炎患者肩部肌肉常有僵硬、紧张或肌肉萎缩现象，同时肩关节周围有明显压痛。

【诊断】

（1）肩部疼痛：肩部疼痛是本病最明显的症状，多数为慢性发作，起初为阵发性疼痛，以后疼痛逐渐加剧，或钝痛，或刀割样痛。气候变化、劳累后或者偶然受到撞击常使疼痛加重。昼轻夜重为本病一大特点。多数患者在肩关节周围可触到明显的压痛点。大多数患者怕冷，即使在暑天肩部也不敢吹风。

（2）肩关节活动受限：肩关节多个方向活动受限，随着病情进展，甚至梳头、穿衣、洗脸、叉腰等动作均难以完成。严重时，肘关节功能也可受影响，屈肘时手不能摸到同侧肩部，尤其在手臂后伸时不能完成屈肘动作。

（3）肌肉痉挛与萎缩：三角肌、冈上肌等肩周围肌肉早期可出现痉挛，晚期可发生废用性肌萎缩，出现肩峰突起、上举不便、后弯不利等典型症状。此时疼痛症状反而减轻。

【对症刮痧】

选穴

肩井、外关、中渚。

方法

（1）用面刮法由内向外重点刮拭肩井及周围有疼痛和结节的部位。

（2）用单角刮法由上而下分别刮拭腋后线和腋前线，再用面刮法由上向下刮拭肘关节外侧，对有疼痛和结节的部位重点刮拭，可以疏通这些部位的气血瘀滞，缓解肩周炎症状。

（3）用平面按揉法刮拭外关，再用垂直按揉法按揉中渚，可疏通肩部经脉气血，对肩周炎的治疗很有帮助。

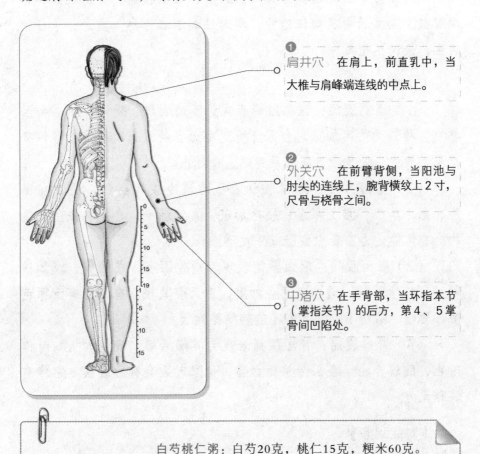

❶ 肩井穴　在肩上，前直乳中，当大椎与肩峰端连线的中点上。

❷ 外关穴　在前臂背侧，当阳池与肘尖的连线上，腕背横纹上2寸，尺骨与桡骨之间。

❸ 中渚穴　在手背部，当环指本节（掌指关节）的后方，第4、5掌骨间凹陷处。

增效食疗方

白芍桃仁粥：白芍20克，桃仁15克，粳米60克。粳米淘洗干净；白芍水煎取液；桃仁洗净后去除皮尖后捣烂成泥，加水研汁，去渣。将二味汁液同粳米煮为稀粥，即可食用。每日1剂，分服2次。此粥养血化瘀、通络止痛，可治疗瘀血阻络型肩周炎。

腰 痛

诊 断 → 对症刮痧 → 增效食疗方

　　腰痛是指以腰部疼痛为主要症状的一类病证，可表现在腰部的一侧或两侧。中医把腰痛分为湿热腰痛、寒湿腰痛、瘀血腰痛和肾虚腰痛。腰痛的中医辨证治疗，实者祛邪活络为要，虚者补肾壮腰为主，兼调养气血。

【诊断】

　　（1）湿热腰痛：湿热腰痛表现为疼痛剧烈、痛处多热，会因暑热、腰部受热而加重，会因环境变冷而有所缓解，拒按。常伴有口渴不欲饮、尿黄赤，或午后身热、微汗出。

　　（2）寒湿腰痛：寒湿腰痛表现为遇冷腰疼剧烈，通常在阴雨、寒冷季节，腰受寒湿，腰疼加重。喜欢温暖，喜揉喜按。严重的会有体倦乏力、食少腹胀或手足不温。

　　（3）瘀血腰痛：瘀血腰痛表现为痛处固定，或胀痛，或如锥刺，可持续不解。通常夜间会加重，白天会减轻。有时伴有颜面色晦、唇暗、活动不利，甚则不能转侧等症状。

　　（4）肾虚腰痛：肾虚腰痛表现为其痛绵绵，酸楚如折，时作时止，酸软为主。会因劳累而加重，休息时又会有所缓解。常伴有膝腿无力。

【对症刮痧】

选穴

命门、肾俞、志室、腰眼、委阳、委中、阴谷。

方法

用面刮法由上而下刮拭腰部的命门，再分别由上而下刮拭两边的肾俞及志室，再往下分别刮拭背部两侧的腰眼。这样可以改善腰部的血液循环，舒筋活络，有利于腰痛的缓解，尤其是肾虚腰痛。

由轻到重拍打膝窝的委阳、委中、阴谷，拍打前最好涂点刮痧油。另外，对于疼痛敏感者可采用面刮法刮拭膝窝部位。

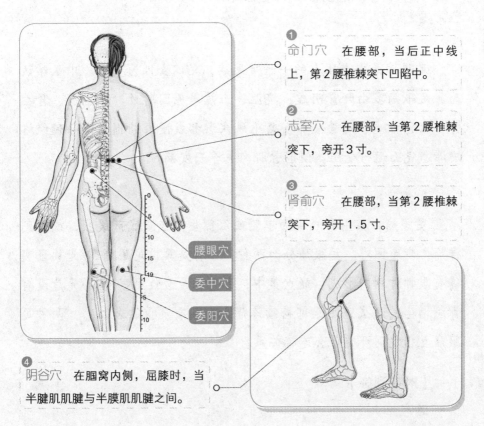

① 命门穴　在腰部，当后正中线上，第2腰椎棘突下凹陷中。

② 志室穴　在腰部，当第2腰椎棘突下，旁开3寸。

③ 肾俞穴　在腰部，当第2腰椎棘突下，旁开1.5寸。

腰眼穴

委中穴

委阳穴

④ 阴谷穴　在腘窝内侧，屈膝时，当半腱肌肌腱与半膜肌肌腱之间。

增效食疗方

薏仁粥：薏仁30克，陈粳米50克。先将生薏仁洗净晒干，碾成细粉。每次取薏仁粉30克，加入陈粳米50克，同入沙锅内，加水500毫升，煮成稀粥，为早晚餐，10天为一疗程。薏仁淡渗水湿，与陈粳米共为粥，有健脾渗湿之功，对湿热阻络所致腰痛有效，可作辅助治疗食品。

足跟痛

诊　断 → 对症刮痧 → 健康贴士

足跟痛是中老年人的一种常见病，尤以女性为多见。中医学认为，足跟痛多由肝肾阴虚、痰湿、血热等原因所致。肝主筋、肾主骨，肝肾亏虚、筋骨失养、复感风寒湿邪或慢性劳损，便导致经络瘀滞、气血运行受阻，使筋骨肌肉失养而发病。

【诊断】

足跟痛，其主要表现为单侧或双侧足跟或脚底部酸胀，或针刺样痛，步履困难。足跟痛分为两种：一种是真性足跟痛，X光片证实确有跟骨骨刺的形成，痛点集中；另一种是假性足跟痛，X光片没有骨刺增生的形成，足跟部持续疼痛，双腿有沉重的乏力感。两种足跟痛互相之间没有什么连带关系。

【对症刮痧】

选穴

大陵、委中、承山、太溪、照海、涌泉。

方法

（1）用面刮法由上而下分别刮拭患侧的上肢大陵、下肢委中至承山。

（2）用平面按揉法按揉足部太溪、照海，再用单角刮法刮拭足底的涌泉。可以调节阳气、疏通经络，有利于足跟痛的治疗。

① 大陵穴　在腕掌横纹的中点处，当掌长肌腱与桡侧腕屈肌腱之间。

② 太溪穴　在足内侧，内踝后方，当内踝尖与跟腱之间的凹陷处。

③ 照海穴　在足内侧，内踝尖下方凹陷处。

④ 涌泉穴　在足底部，卷足时足前部凹陷处，约当第2、3趾趾缝纹头端与足跟连线的前1/3与后2/3交点上。

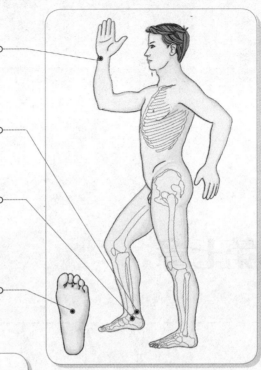

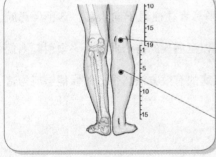

⑤ 委中穴　在腘横纹中点，当股二头肌腱与半腱肌肌腱的中间。

⑥ 承山穴　在小腿后面正中，委中与昆仑之间，当伸直小腿或足跟上提时腓肠肌肌腹下出现尖角的凹陷处。

健康贴士

防治足跟痛可采用简便垫法，就是在足跟疼痛处放一块挖有1厘米左右小孔的海绵垫或泡沫塑料垫，厚度以足跟着地不疼为原则，坚持3～4周可有效缓解。另外，也可以采用中药熏泡法。如：五加皮10克、芒硝20克、川椒20克、老葱3根，煎熏泡足，每日1～2次，一次泡30分钟，连续1～2周，疼痛可减轻。

第七章

刮痧治疗妇科、男科病

男女生殖系统疾病藏于隐秘处，许多患者往往羞于向人言，这不但影响患者本人的健康，同时也殃及自己的配偶以至后代的身心健康，必须引起人们的高度重视。刮痧作为治疗妇科、男科疾病的有效方法，很多时候能够成为诸多治疗手段的首选。

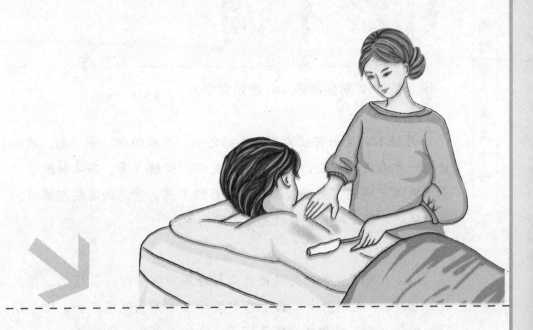

月经不调 → 痛经 → 闭经 → 盆腔炎 → 外阴瘙痒 → 功能性子宫

出血 → 围绝经期综合征 → 阳痿 → 早泄 → 遗精 → 前列腺炎

→ 男性更年期综合征

月经不调

诊　断　→　对症刮痧　→　增效食疗方

月经不调是妇科最常见的疾病之一。月经的期、量、色、质的任何一方面发生改变，均称为月经失调。情绪异常、寒冷刺激、节食、吸烟、喝酒、电磁波都会引起月经不调。常见的有经期提前、经期延迟、经期延长、月经先后不定期等。

【诊断】

（1）经期提前：月经提前指月经周期缩短，短于21天，而且连续出现2个周期以上，属于排卵型功血。基础体温双相，增生期短，仅7~8天；或黄体期短于10天；或体温上升不足0.5℃。

（2）经期延迟：月经延后7天以上，甚至40~50天一行，并连续出现2个月经周期以上。有排卵者，基础体温双相，但增生期长，高温相偏低；无排卵者，基础体温单相。

（3）经期延长：月经周期正常，经期延长，经期超过7天以上，甚至2周方净。有炎症者，平时小腹疼痛，经期加重，平时白带量多、色黄或黄白、质稠、有味；黄体萎缩不全者，同时伴有月经量多；子宫内膜修复延长者，在正常月经期后，仍有少量持续性阴道出血。

（4）月经先后不定期：月经提前或延迟，周期或短于21天，或长于35天。

【对症刮痧】

选穴

背部：肝俞、脾俞、胃俞、肾俞、三焦俞。

腹部：气海、关元、中极、子宫。

下肢部：血海、三阴交、照海。

方法

（1）用平面刮法刮拭背部的肝俞、脾俞、胃俞、肾俞、三焦俞。

（2）用平面按揉法或平面刮法依次刮拭腹部的气海、关元、中极、子宫。

（3）用平面按揉法按揉下肢的血海、三阴交、照海。

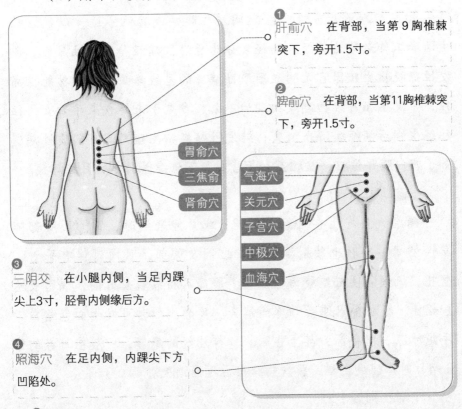

❶
肝俞穴　在背部，当第9胸椎棘突下，旁开1.5寸。

❷
脾俞穴　在背部，当第11胸椎棘突下，旁开1.5寸。

胃俞穴

三焦俞

肾俞穴

气海穴

关元穴

子宫穴

中极穴

血海穴

❸
三阴交　在小腿内侧，当足内踝尖上3寸，胫骨内侧缘后方。

❹
照海穴　在足内侧，内踝尖下方凹陷处。

增效食疗方

木耳瘦肉汤：猪瘦肉250克，黑木耳30克，红枣6个。黑木耳用清水浸发，剪去蒂，洗净；猪瘦肉洗净，切块；红枣去核，洗净。把全部用料放入锅内，加清水适量，武火煮沸后，改文火煲2小时，调味后即可食用。可养血止血、适用于血虚之月经不调，证见眩晕、月经量多色淡、漏下不绝、形体虚弱、面色苍白、食欲减退者；亦适用于缺铁性贫血、产后贫血、痔疮出血等。

痛经

诊　断 → 对症刮痧 → 增效食疗方

凡在经期前后或在行经期间发生腹痛或其他不适，以致影响生活和工作者称为痛经。痛经又分为原发性痛经和继发性痛经。原发性痛经指生殖器官无明显器质性病变的月经疼痛，又称功能性痛经，常发生在月经初潮或初潮后不久，多见于未婚或未孕妇女，往往经生育后痛经缓解或消失；继发性痛经指生殖器官有器质性病变如子宫内膜异位症、盆腔炎和子宫黏膜下肌瘤等引起的月经疼痛。

【诊断】

痛经大多发生在月经前1~2日或月经来潮时，常为下腹部阵发性绞痛，有时也放射至阴道、肛门及腰部，可同时伴有恶心、呕吐、尿频、便秘或腹泻等症状。腹痛可持续较长时间，偶可长达1~2日，经血排出通畅时疼痛消失。疼痛剧烈时可发生面色苍白、手足冰凉、出冷汗，甚至昏厥。膜样痛经的患者，一般在月经的第3~4日时疼痛最剧烈，膜状物排出后疼痛消失。

【对症刮痧】

选穴

肝俞、脾俞、胃俞、肾俞、八髎、气海、关元、血海、三阴交等。

方法

（1）用面刮法由上而下分段刮拭肝俞、脾俞、胃俞、肾俞至八髎。

（2）用平面刮法由上而下分别按揉气海、关元，可以升发或培补元气，导赤通淋。

（3）用平面按揉法分别按揉下肢的血海、三阴交，可有效缓解痛经的症状。

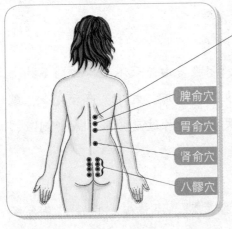

① 肝俞穴　在背部，当第9胸椎棘突下，旁开1.5寸。

脾俞穴

胃俞穴

肾俞穴

八髎穴

气海穴

关元穴

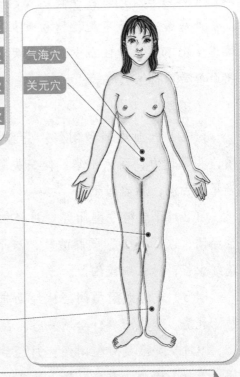

② 血海穴　屈膝，在大腿内侧，髌底内侧端上2寸，当股四头肌内侧头的隆起处。

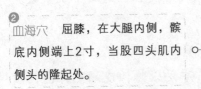

③ 三阴交　在小腿内侧，当足内踝尖上3寸，胫骨内侧缘后方。

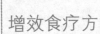
增效食疗方

调经汤：瘦猪肉60克，益母草60克，葱花、姜片、八角、茴香各5克，豆油、红糖、料酒各适量。将猪肉洗净，切成2厘米见方块；益母草及八角、茴香装入纱布袋内成药包。炒锅上火，放入豆油10克，烧热后投入葱花、姜片，炒香，再投入猪肉块，翻炒至水汽散出时，加入清水1000毫升，放入盐、红糖、料酒及药袋，烧至汤开后，改用文火，再煮90分钟即成。此汤菜补气行气、调经止痛，可辅治气滞血瘀型痛经。

闭经

诊 断 → 对症刮痧 → 增效食疗方

不来月经即闭经。中医认为，闭经多由先天不足、体弱多病、或多产房劳、肾气不足、精亏血少，或大病、久病、产后失血，或脾虚生化不足、冲任血少、情态失调、精神过度紧张，或受刺激、气血郁滞不行等引起。

【诊断】

（1）气血虚弱型闭经：月经后期，经量少、色淡，渐至经闭，头晕乏力，面色不华，健忘失眠，气短懒言，毛发、肌肤缺少光泽，舌淡，脉虚弱无力。

（2）肾虚精亏型闭经：月经初潮较迟，经量少、色淡红，渐至经闭，眩晕耳鸣，腰膝酸软，口干，手足心热，或潮热汗出，舌淡红少苔，脉弦细或细涩。

（3）气滞血瘀型闭经：经期先后不定，渐至或突然经闭，胸胁、乳房、小腹胀痛，心烦易怒，舌暗有瘀点，脉弦涩。

（4）痰湿凝滞型闭经：月经后期，渐至经闭，形体肥胖，脘闷，倦怠，食少，呕恶，带下量多、色白，舌苔白腻，脉弦滑。

【对症刮痧】

选穴

膈俞、脾俞、肾俞、次髎、气海、中极、血海、足三里、丰隆、太冲。

方法

（1）用面刮法由上而下分段刮拭背部两侧的膈俞、脾俞、肾俞至次髎，重点刮拭次髎。

（2）用面刮法由上而下刮拭腹部的气海至中极，重点刮拭中极，力度要适中。

（3）用平面按揉法由上而下依次按揉血海、足三里、丰隆，用垂直按揉法按揉脚背的太冲，力度要适中，可起到生血、活血、培补元气的作用，对治疗闭经有很好的辅助作用。

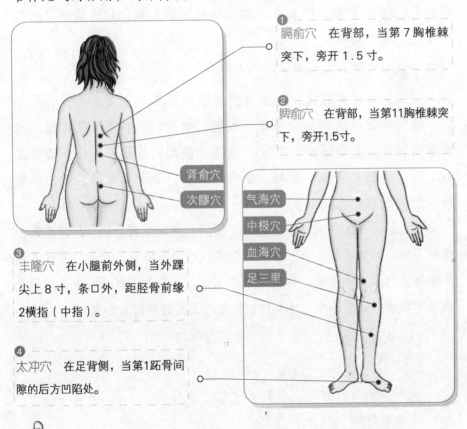

❶膈俞穴　在背部，当第7胸椎棘突下，旁开1.5寸。

❷脾俞穴　在背部，当第11胸椎棘突下，旁开1.5寸。

肾俞穴

次髎穴

气海穴

中极穴

血海穴

足三里

❸丰隆穴　在小腿前外侧，当外踝尖上8寸，条口外，距胫骨前缘2横指（中指）。

❹太冲穴　在足背侧，当第1跖骨间隙的后方凹陷处。

增效食疗方

桃仁牛血汤：桃仁12克，已凝固的鲜牛血200克，食盐少许。将牛血切成块，与桃仁加清水适量煲汤，食时加食盐少许调味。本品具有破瘀行血、理血通经、美肤益颜的功效。适用于闭经、血燥、便秘等症。

盆腔炎

诊　断 → 对症刮痧 → 健康贴士

　　盆腔炎是指妇女盆腔内生殖器官的炎症，包括子宫肌炎、子宫内膜炎、输卵管炎、卵巢炎、盆腔结缔组织炎和盆腔腹膜炎。一般分为急、慢性两种。

【诊断】

　　（1）急性盆腔炎：症状可因炎症的轻重及范围大小而有所不同。常见的症状有高热、寒战、头痛、食欲缺乏和下腹部疼痛。有腹膜炎时，可出现恶心、呕吐、腹胀、腹泻的症状。炎症刺激泌尿道，可出现排尿困难、尿频、尿痛的症状；如刺激直肠，可出现腹泻和排便困难症状。

　　（2）慢性盆腔炎：全身症状不明显，有时可有低热，易感疲乏、精神不振、周身不适、失眠等。当患者抵抗力下降时，可急性发作。由于慢性炎症形成的瘢痕、粘连及盆腔充血，可引起下腹部坠胀、疼痛及腰骶部酸痛。常在劳累、性交后、排便时及月经期前后加重。

【对症刮痧】

选穴

背部：脾俞、肾俞、次髎、下髎、白环俞。

腹部：带脉、气海、关元。

下肢部：足三里、阴陵泉、三阴交。

方法

　　（1）用平面刮法由上而下分段刮拭背部两侧的脾俞至肾俞、次髎至下髎、白环俞，重点刮白环俞。此法有调理气血、益肾固精、调理经带的功效。

（2）用面刮法分别刮拭腹部两侧的带脉、气海至关元，可有效改善盆腔炎症状。

（3）用平面按揉法按揉下肢的足三里，再用平面刮法刮拭阴陵泉至三阴交，有助于治疗内湿较重导致的盆腔炎症。

❶ 带脉穴 在侧腹部，章门下1.8寸，当第12肋骨游离端下方垂线与脐水平线的交点上。

❷ 气海穴 在下腹部，前正中线上，当脐中下1.5寸。

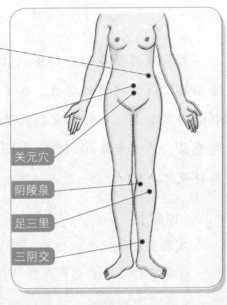

关元穴
阴陵泉
足三里
三阴交

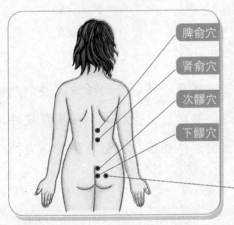

脾俞穴
肾俞穴
次髎穴
下髎穴

❸ 白环俞 在骶部，当骶正中脊旁1.5寸，平第4骶后孔。

健康贴士

盆腔炎容易导致身体发热，所以要注意多喝水，以降低体温。饮食应以清淡食物为主。多食有营养的食物，如鸡蛋、豆腐、赤豆、菠菜等。忌食生、冷和刺激性的食物。加强经期、产后、流产后的个人卫生，勤换内裤及卫生巾。避免受风寒，不宜过度劳累。经期避免性生活，以免感染。卫生垫要注意清洁卫生，最好用消毒卫生巾。避免不必要的妇科检查，以免扩大感染，引起炎症扩散。

外阴瘙痒

诊 断 → 对症刮痧 → 健康贴士

外阴瘙痒是多种妇科疾病引起的一种症状，多发生在阴蒂或小阴唇附近，常为阵发性，也可呈持续性，月经期、夜间或使用刺激物后加重。一般无皮损，长期瘙痒者可引起溃破、红肿或继发感染。严重者瘙痒剧烈，坐卧不宁。久治不愈者，可转变为苔藓样硬化。

【诊断】

本病主要症状表现为外阴及阴道瘙痒不适，有的可波及整个外阴，有的可局限于某部或单侧外阴，有时可累及肛周。常呈阵发性发作，也可为持续性。一般夜间加剧，痒痛难忍，坐卧不安。有的伴有白带，带黄、质稠、有味。

【对症刮痧】

选穴

中极、阴廉、三阴交、太冲。

方法

（1）用平面刮法重点刮拭腹部中极，有益肾兴阳、通经止带的功效。

（2）用平面刮法刮拭阴廉、三阴交、太冲，力度要适中，有收引水湿、健脾益血、调肝补肾的作用，可有效改善外阴瘙痒。

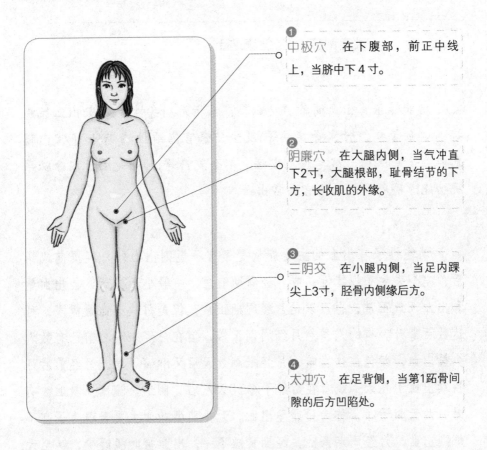

❶ 中极穴 在下腹部，前正中线上，当脐中下4寸。

❷ 阴廉穴 在大腿内侧，当气冲直下2寸，大腿根部，耻骨结节的下方，长收肌的外缘。

❸ 三阴交 在小腿内侧，当足内踝尖上3寸，胫骨内侧缘后方。

❹ 太冲穴 在足背侧，当第1跖骨间隙的后方凹陷处。

健康贴士

　　饮食以清淡为主，忌酒及辛辣刺激或过敏食物；平时保持外阴干燥、清洁，不要用手搔抓外阴，以防损害皮肤；不要用热水洗烫外阴，忌用肥皂清洁外阴；宜穿宽松棉质内裤；患病后禁止盆浴，避免性生活，防止互相接触传染。

功能性子宫出血

诊　断　→　对症刮痧　→　健康贴士

　　功能性子宫出血简称"功血"，系指无周身性疾病(如出血性疾病，心血管病，肝、肾疾病等)及生殖器官器质性病变(如子宫内膜息肉、子宫肌瘤、绒毛膜上皮癌、不全流产等)，而是由于内分泌系统功能障碍所引起的子宫异常出血。

【诊断】

　　功能性子宫出血的主要症状是子宫不规则出血，月经提前或错后，完全失去了规律性；或月经周期缩短，一般小于21天，但出血量和出血天数正常；也可以是月经周期正常，但是每次出血量极多，可达数百毫升。有的人虽然月经周期正常，但在月经来潮之前已有数天少量出血，颜色往往发暗，月经来潮数天后又淋漓不净，月经前后可持续出血十几天；或者在月经干净10天左右，阴道又流出少量血，有时一两天即干净，称为排卵型出血。无排卵型功血主要表现为子宫不规则出血，月经周期紊乱，经期长短不一，出血量时多时少，甚至大量出血。有时先有数周或数月停经，然后发生子宫不规则出血，不易自止；有时周期尚准，但经量增多，经期延长。

【对症刮痧】

选穴

背部：肝俞、脾俞、肾俞。

腹部：关元、气海。

下肢部：血海、足三里、三阴交、太冲。

方法

（1）用面刮法由上而下分段刮拭背部两侧的肝俞、脾俞至肾俞。

（2）用面刮法由上而下刮拭腹部的关元至气海。

（3）用平面按揉法或面刮法刮拭下肢部的血海、足三里、三阴交、太冲。

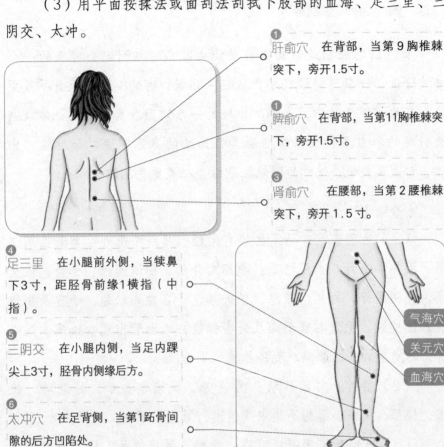

❶ 肝俞穴 在背部，当第9胸椎棘突下，旁开1.5寸。

❶ 脾俞穴 在背部，当第11胸椎棘突下，旁开1.5寸。

❸ 肾俞穴 在腰部，当第2腰椎棘突下，旁开1.5寸。

❹ 足三里 在小腿前外侧，当犊鼻下3寸，距胫骨前缘1横指（中指）。

❺ 三阴交 在小腿内侧，当足内踝尖上3寸，胫骨内侧缘后方。

❻ 太冲穴 在足背侧，当第1跖骨间隙的后方凹陷处。

气海穴
关元穴
血海穴

健康贴士

加强营养，多食含铁、高蛋白质、高热量及高维生素食物，如动物肝脏、新鲜的绿叶蔬菜、水果、鸡蛋、豆制品等；禁食辛辣食物，以免造成体内过热；经期应避免过度劳累及剧烈运动，保证足够的休息；保证睡眠时间，要做到精神愉快、不背思想包袱；注意经期卫生。如出血量多、服止血药无效，且患者出现脉搏快、血压下降时，应立即去医院就诊。

围绝经期综合征

诊　断 → 对症刮痧

　　女性围绝经期是妇女生殖功能由旺盛时期到完全停止的一个过渡阶段，一般可持续10年，从45～55岁，有的女性甚至更早或更晚。在此过渡阶段中，女性所出现的一系列因激素减少及机体衰老所引起的以自主神经系统功能紊乱为主的身体不适，如烘热、出汗、心慌及失眠，统称为围绝经期综合征（更年期综合征）。

【诊断】

　　（1）生理症状：早期症状有闭经、月经不规则、萎缩性阴道炎、潮热伴出汗、血压增高；晚期有外阴、阴道萎缩、干燥，性交痛，外阴痛痒，尿频，尿急，尿失禁，子宫盆底松弛，子宫及阴道脱垂，皮肤、毛发黏膜干燥且失去弹性；心血管出现心绞痛、冠心病；易发生骨折、腰痛、乳房松弛、下垂。

　　（2）精神、神经症状：易疲劳、头痛、头晕，易激动、忧虑、抑郁、失眠、思想不集中或淡漠、紧张或不安，情绪波动。

　　（3）出现新陈代谢性障碍：肥胖，体重增加，脂肪堆积部位多在腹部、臀、乳房、颈下及上肢等处；部分患者有关节痛、骨质疏松，以累及脊椎为主，故常有腰背痛。

【对症刮痧】

选穴

头部：百会。

背部：肝俞、肾俞、命门。

腹部：中注、大赫。

上、下肢部：内关、神门、足三里、三阴交、太溪、公孙、太冲。

方法

（1）用单角刮法重点刮拭头顶的百会，可减轻疲劳，对头晕、失眠也有很好的疗效。

（2）用面刮法由上而下分别刮拭背部的肝俞至肾俞，再刮拭命门，可调补肾气。

（3）用面刮法由上而下刮拭腹部两侧的中注至大赫，可起到滋肾养肝、调经的作用。

（4）用平面按揉法按揉上肢内关、神门穴，足部的足三里、三阴交、太溪、公孙，用垂直按揉法按揉足部的太冲，有利于调理气血的运行。

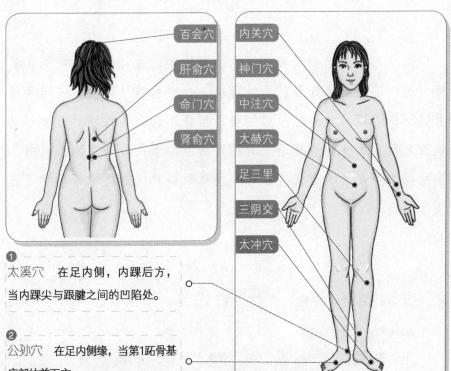

❶
太溪穴　在足内侧，内踝后方，当内踝尖与跟腱之间的凹陷处。

❷
公孙穴　在足内侧缘，当第1跖骨基底部的前下方。

百会穴

肝俞穴

命门穴

肾俞穴

内关穴

神门穴

中注穴

大赫穴

足三里

三阴交

太冲穴

阳痿

诊　断 → 对症刮痧 → 增效食疗方

　　阳痿，顾名思义，是指在性交时阴茎不能勃起或举而不坚，不能进行正常性交的一种性功能障碍病发现象。需要强调的是，正常男性的性功能也存在着生理性的波动。当性功能在精神、情绪不稳定及疲劳、健康状况不佳，或女方对性生活冷淡或持反对态度等因素刺激时，均可出现一时性的"阳痿"，这种偶然现象不能视为病态。只有在排除上述诸因素的影响，在正常性刺激下反复多次出现性交失败，方能认为是阳痿。

【诊断】

　　发生阳痿的原因是多方面的，多数是因为神经系统功能失常而引起，这类阳痿称为功能性阳痿，也叫精神性阳痿，占阳痿患者的85%~90%。另外，一些肿瘤、损伤、炎症等也可引起神经功能紊乱而导致性功能衰退。有的则可能由于内分泌系统的疾病、生殖器本身发育不全或有损伤、疾病而引起，这类阳痿被称为器质性阳痿。

【对症刮痧】

选穴

背部：膈俞、脾俞、肾俞、命门。

腹部：气海、关元。

上、下肢部：支沟、足三里、丰隆、太溪、太冲、行间、三阴交。

方法

（1）用面刮法由上而下分段刮拭背部的膈俞、脾俞至肾俞，再刮拭命门，力度适中。

（2）用平面刮法或平面按揉法分别刮拭腹部的气海、关元。

（3）用平面按揉法刮拭上肢的支沟。

（4）用平面刮法由上而下刮拭下肢部的足三里至丰隆，用平面按揉法点按三阴交、太溪、太冲及行间。

❶ 气海穴　在下腹部，前正中线上，当脐中下1.5寸。

❷ 关元穴　在下腹部，前正中线上，当脐中下3寸。

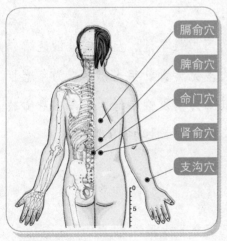

膈俞穴　脾俞穴　命门穴　肾俞穴　支沟穴

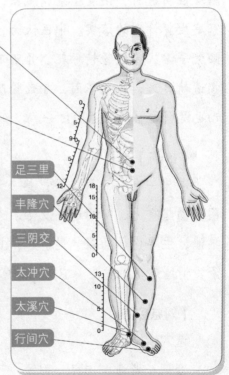

足三里　丰隆穴　三阴交　太冲穴　太溪穴　行间穴

增效食疗方

韭菜炒羊肝：韭菜100克，羊肝120克。将韭菜去杂质洗净，切1.6厘米长；羊肝切片，与韭菜一起用铁锅旺火炒熟。当菜食用，每日1次。可温肾固精，适用于男子阳痿、遗精等症。

早泄

诊　断 → 对症刮痧 → 增效食疗方

　　早泄，是指在男女性交活动中，男子性器官尚未接触或者刚接触女性阴道时，便发生射精现象，以致影响双方满足感，甚至影响家庭生育计划的落实。中医认为，早泄绝大多数是由于房劳过度或频繁手淫，导致肾精亏耗、肾阴不足、相火偏亢，或体虚羸弱、虚损遗精日久、肾气不固，导致肾阴阳俱虚所致。过度兴奋、紧张冲动也是引起早泄的原因之一。

【诊断】

　　早泄一般有几种类型：其一为习惯性早泄，症状有性欲旺盛、阴茎勃起有力、交媾迫不及待，大多见于青壮年人；其二为年老性早泄，主要由性功能减退引起；其三为偶发性早泄，大多在身心疲惫、情绪波动时发生。它为一种常见的男性性功能障碍疾患。

【对症刮痧】

选穴

命门、肾俞、中极、关元、三阴交、太溪。

方法

　　（1）用面刮法分别刮拭命门、肾俞。

　　（2）用平面刮法或平面按揉法分别刮拭中极、关元。

　　（3）用平面按揉法点按三阴交、太溪，力度要适中。

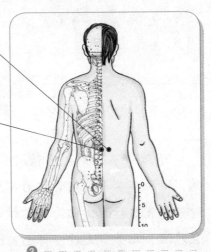

❶ 肾俞穴 在腰部，当第2腰椎棘突下，旁开1.5寸。

❷ 命门穴 在腰部，当后正中线上，第2腰椎棘突下凹陷中。

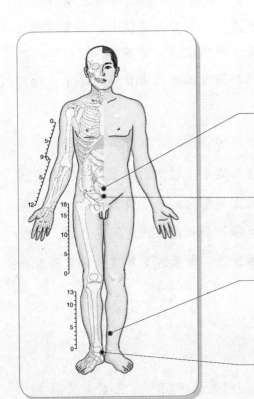

❸ 关元穴 在下腹部，前正中线上，当脐中下3寸。

❹ 中极穴 在下腹部，前正中线上，当脐中下4寸。

❺ 三阴交 在小腿内侧，当足内踝尖上3寸，胫骨内侧缘后方。

❻ 太溪穴 在足内侧，内踝后方，当内踝尖与跟腱之间的凹陷处。

增效食疗方

杞子炖鹌鹑：杞子20克，鹌鹑2只。杞子洗净备用；鹌鹑活杀，去头爪、皮毛、内脏，洗净。同置锅中，加黄酒、葱、姜，隔水清炖30分钟，分次食用。可温补中气，适用于心脾两虚型早泄，伴失眠多梦、身倦乏力、自汗健忘、面色不华者。

遗 精

诊 断 → 对症刮痧 → 增效食疗方

遗精指不因性交而精液自行外泄的一种男性性功能障碍性疾病，如果有梦而遗精者称为"梦遗"；无梦而遗精者，甚至清醒的时候精液自行流出称为"滑精"。中医认为，肾藏精，宜封固，不宜外泄。凡劳心太过，郁怒伤肝，恣情纵欲，嗜食醇酒厚味，均可影响肾的封藏而遗精。

【诊断】

缺乏正确性知识，思想过多地集中于性的问题上，或经常沉湎于色情问题，这些构成了遗精的主要诱因；外生殖器有病，如包茎或包皮过长、尿道炎、前列腺炎等局部刺激，诱发阴茎勃起，也是引起遗精的主要因素之一；身体虚弱、劳累过度等造成全身器官功能失调，同样会导致遗精。

【对症刮痧】

选穴

肾俞、八髎、关元、大赫、内关、神门、足三里、三阴交、太溪。

方法

（1）用面刮法由上而下刮拭肾俞至八髎。

（2）用平面刮法刮拭关元至大赫，力度要适中。

（3）用平面刮法刮拭上肢部的内关、神门，再刮拭下肢部足三里、三阴交及太溪。

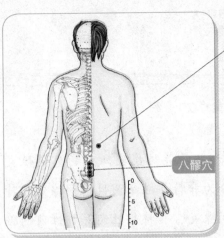

❶ 肾俞穴　在腰部，当第2腰椎棘突下，旁开1.5寸。

八髎穴

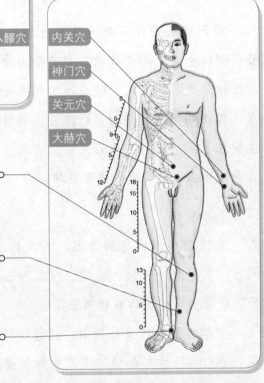

内关穴

神门穴

关元穴

大赫穴

❷ 足三里　在小腿前外侧，当犊鼻下3寸，距胫骨前缘1横指（中指）。

❸ 三阴交　在小腿内侧，当足内踝尖上3寸，胫骨内侧缘后方。

❹ 太溪穴　在足内侧，内踝后方，当内踝尖与跟腱之间的凹陷处。

增效食疗方

枸杞炖牛鞭：枸杞子20～40克，牛外生殖器1具(包括2个睾丸)，生姜2片。将上2味加水少量，隔水炖熟。炖时可加入生姜2片，以去其异味。食肉饮汁，每周1次，一般1～2次见效。有补肾壮阳、固精止遗功效。用于治疗男子肾阳亏损、肝肾精力不足所致的遗精。

前列腺炎

诊　断 → 对症刮痧 → 增效食疗方

　　前列腺炎是指前列腺特异性和非特异性感染所致的急慢性炎症引起的全身或局部症状。它可分为非特异性细菌性前列腺炎、特发性细菌性前列腺炎、特异性前列腺炎、非特异性肉芽肿性前列腺炎、其他病原体引起的前列腺炎、前列腺充血和前列腺痛，经常产生排尿不适、尿急、尿频感觉，出现后尿道、会阴和肛门处坠胀、放射性疼痛、性功能障碍等症状。

【诊断】

　　急性前列腺炎起病急骤，有发热、畏寒、厌食、乏力现象。同时，有尿急、尿频、尿痛、排尿困难、终末血尿及腰骶部、会阴部、耻骨上区疼痛和直肠刺激症状。

　　持续性的慢性炎症刺激，经过神经反射，可引起下身不适，会阴、肛门和阴囊等部位可有严重的触痛感和坠胀感，并常放射到人体横膈下的所有部位。特别会引起莫名其妙的腰酸腰痛，而使患者难受不堪、坐立不安，尤以晨间较重。

【对症刮痧】

选穴

背部：肾俞、次髎。

腹部：关元、曲骨。

下肢部：三阴交、太溪。

方法

（1）用面刮法由上而下刮拭肾俞、次髎。

（2）用面刮法由上而下刮拭关元、曲骨。

（3）用平面按揉法刮拭下肢三阴交、太溪。

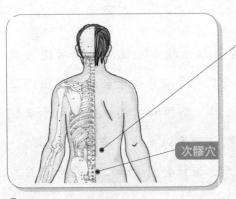

❶ 肾俞穴　在腰部，当第2腰椎棘突下，旁开1.5寸。

次髎穴　　关元穴

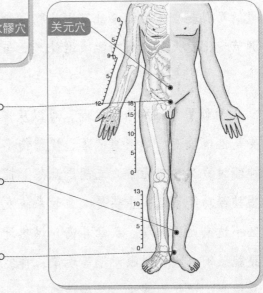

❷ 曲骨穴　在下腹部，当前正中线上，耻骨联合上缘的中点处。

❸ 三阴交　在小腿内侧，当足内踝尖上3寸，胫骨内侧缘后方。

❹ 太溪穴　在足内侧，内踝后方，当内踝尖与跟腱之间的凹陷处。

增效食疗方

车前发菜饮：车前子10克，发菜10克，冰糖适量。将车前子用纱布包扎好，与发菜一起，适量加水，武火煎沸后，改用文火煎煮30分钟，捞出纱布袋，加入冰糖，待糖化后，煮沸片刻后，即可服食。有健脾除湿、利水消肿的功效，可治疗前列腺炎。

男性更年期综合征

诊　断 → 对症刮痧 → 健康贴士

　　这是由中年过渡到老年阶段因雄性激素减低、代谢功能失调和精神因素引起相应的神经系统及其内分泌系统紊乱所表现出的证候群。发病年龄通常在51~70岁之间。病因和发病机制除由于睾酮减低而引起垂体功能紊乱及甲状腺、肾上腺皮质与垂体相互制约、调节变化、大脑皮质功能减退外，还与社会因素和心理因素有关。

【诊断】

　　男性更年期综合征诊断，可以从多个方面鉴别。精神症状：主要是性情改变，如情绪低落、忧愁伤感、沉闷欲哭，或精神紧张、神经过敏、喜怒无常，或胡思乱想、捕风捉影、缺乏信任感等；植物神经功能紊乱：主要是心血管系统发生变化，如心悸怔忡、心前区不适或血压波动、头晕耳鸣、烘热汗出，胃肠道产生食欲不振、腹脘胀闷、大便时秘时泄等现象；神经系统：表现出失眠、多梦、易惊醒、记忆力减退、反应迟钝等；性功能障碍：常见性欲减退、阳痿、早泄、精液量少等；体态变化：全身肌肉开始松弛，皮下脂肪较以前丰富，身体变胖显出"福态"。

【对症刮痧】

选穴

背部：肝俞、肾俞。

胸腹部：膻中、期门、章门。

上、下肢部：支沟、行间。

方法

（1）用面刮法由上而下分别刮拭背部两侧的肝俞至肾俞。

（2）用面刮法由上而下依次刮拭膻中、期门、章门。

（3）用垂直按揉法按揉上肢部的支沟、脚部的行间穴。

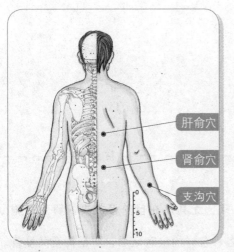

肝俞穴

肾俞穴

支沟穴

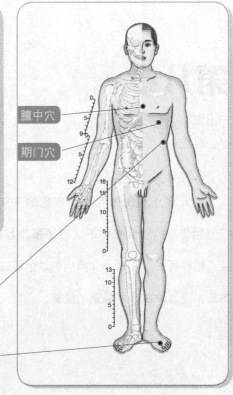

膻中穴

期门穴

 章门穴　在侧腹部，当第11肋游离端的下方。

❷ 行间穴　在足背侧，当第1、2趾间，趾蹼缘的后方赤白肉际处。

健康贴士　　生活规律化，饮食、睡眠、学习、工作要有节奏感；多参加文体活动，增强体质，培养多方面的兴趣爱好；搞好人际交往，远离孤单与寂寞；保持愉快和稳定的情绪，避免强烈的精神刺激，学会制怒、解忧、乐观；饮食以清淡为主，多食蔬菜、豆制品食物。

第八章

刮痧治疗儿科病

　　小儿属于祖国的花朵，家庭的未来，尤其是在目前多数夫妇终生实施"一胎化"的社会条件下，孩子罹患各种各样的疾病之后，更是需要关爱备至、精心呵护。在对小儿疾病的诊治实践中，刮痧作为一种痛苦小、见效快的方法，应当放在举足轻重的位置。

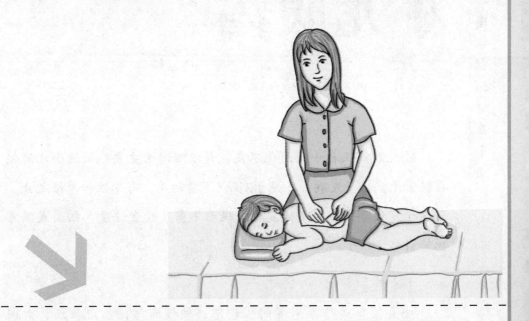

小儿腹泻 → 小儿厌食症 → 小儿便秘 → 小儿遗尿 → 小儿惊厥

小儿腹泻

诊　断 → 对症刮痧 → 健康贴士

　　小儿腹泻又称小儿消化不良，是以泄泻为主要症状的小儿消化系统常见病、多发病。多见于2岁以下婴幼儿，有急性和慢性之分。好发于夏秋季，多因气候变化、喂养不当、饮食过度、细菌或病毒感染引起。

【诊断】

　　小儿腹泻的急性患者病程较急，腹痛即泻，急迫暴注，大便次数增多，便质稀薄如蛋花水样或呈黄色稀便，气味臭秽，伴有身热、口渴等症。一般无剧烈腹痛，无便脓血及里急后重等一系列症状。小儿腹泻的慢性患者病程较长，久泻不愈或反复发作，经常呈现出面色苍白、食欲缺乏的不良状态。

【对症刮痧】

选穴

大肠俞、水分、天枢、足三里。

方法

（1）用面刮法刮拭腹部的大肠俞。

（2）用面刮法刮拭腹部的水分、天枢。

（3）用平面按揉法刮拭小腿正前方的足三里。

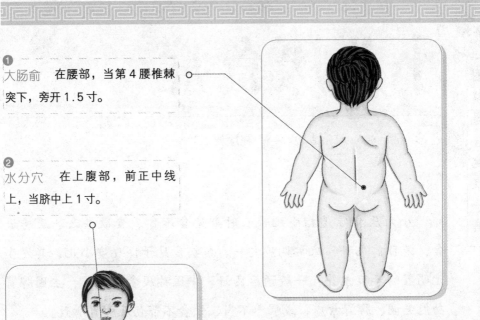

❶ 大肠俞 在腰部，当第4腰椎棘突下，旁开1.5寸。

❷ 水分穴 在上腹部，前正中线上，当脐中上1寸。

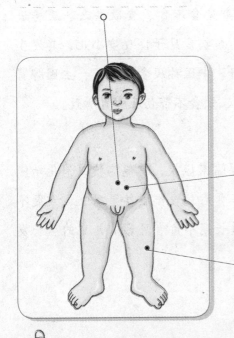

❸ 天枢穴 在腹中部，平脐中，距脐中2寸。

❹ 足三里 在小腿前外侧，当犊鼻下3寸，距胫骨前缘1横指（中指）。

健康贴士

　　调整好孩子的饮食，以减轻胃肠道负担；注意孩子的腹部保暖，避免小儿腹部受寒；由于排便次数增多，肛门周围的皮肤及黏膜必定有不同程度的损伤，家长在护理中要特别注意孩子肛门部位；对于患者用过的便具、尿布以及被污染过的衣物、床单，要及时洗涤并进行消毒处理，以免反复感染或传染给他人；平时把好"病从口入"关，教育孩子养成饭前便后洗手的习惯，不要让孩子喝生水，不乱吃小摊上出售的不洁食品。

小儿厌食症

诊　断 → 对症刮痧 → 健康贴士

小儿厌食症是指小儿较长时期见食不贪、食欲缺乏、厌恶进食，是目前儿科临床常见病之一。本病多见于1～6岁小儿，其发生无明显的季节差异，一般预后良好。中医称厌食为纳呆，主因脾胃功能失调、脾胃素虚，或喂养不当、饮食不节伤及脾胃所致。

【诊断】

小儿厌食症以厌恶进食为主要临床症状，其他症状以消化功能紊乱为主，如嗳气恶心、迫食、多食后脘腹作胀甚至呕吐、大便不调、面色欠华、形体偏瘦等。少数长期不愈者可影响儿童的生长发育，也可成为其他疾病的发生基础。

【对症刮痧】

选穴

四缝、足三里、公孙。

方法

（1）用垂直按揉法刮拭双手的四缝。

（2）用平面按揉法刮拭小腿的足三里和足背上的公孙。

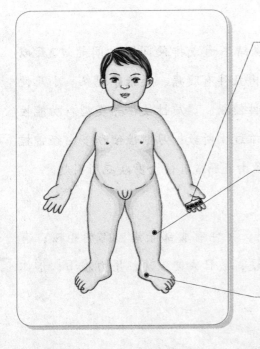

1 四缝穴 在两手2~5指的掌面，指间关节横纹之中点处，一手四穴。

2 足三里 在小腿前外侧，当犊鼻下3寸，距胫骨前缘1横指（中指）。

3 公孙穴 在足内侧缘，当第1跖骨基底部的前下方。

健康贴士

生活规律，睡眠充足，定时排便；加强体育锻炼，尤其是跑步、游泳等耗氧运动；定时进餐，保证饮食卫生；全面加强营养，节制零食习惯；改善进食环境，使孩子能够集中精力进食并保持心情舒畅。

小儿便秘

诊 断 → 对症刮痧 → 健康贴士

小儿便秘是指小儿大便秘结不通或排便间隔时间超过2天以上，大便质地干燥坚硬难于排出且伴有腹痛、腹胀等现象。小儿便秘可以分为功能性便秘、习惯性便秘、器质性便秘等类型。功能性便秘多由进食过少、食物中纤维过少所致；习惯性便秘多由经常控制排便而产生；器质性便秘则多由直肠或其他全身疾病所引起。

【诊断】

大便干燥坚硬，难于排出，可伴有腹部胀满，疼痛拒按；有饮食减少，烦躁不安；便质不硬，数日大便一次，用力难下；形体瘦弱，面色苍白。

【对症刮痧】

选穴

关元、天枢、腹结、公孙、大肠俞、小肠俞、次髎。

方法

（1）用面刮法由上而下刮拭背部的大肠俞、小肠俞、次髎。

（2）用面刮法由上而下刮拭腹部的天枢、腹结、关元。

（3）用平面按揉法刮拭足部公孙。

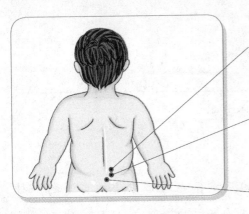

① 大肠俞　在腰部，当第4腰椎棘突下，旁开1.5寸。

② 小肠俞　在骶部，当骶正中脊旁1.5寸，平第1骶后孔。

③ 次髎穴　在骶部，当髂后上棘内下方，适对第2骶后孔处。

④ 天枢穴　在腹中部，平脐中，距脐中2寸。

⑤ 腹结穴　在下腹部，大横下1.3寸，距前正中线4寸。

⑥ 关元穴　在下腹部，前正中线上，当脐中下3寸。

⑦ 公孙穴　在足内侧缘，当第1跖骨基底部的前下方。

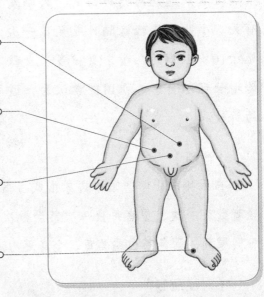

健康贴士

　　调整膳食可使多数便秘得以缓解：牛乳喂养的婴儿便秘时，可将牛奶中的糖量增加到8％并增加水果汁，较大婴儿可添加蜂蜜；幼儿便秘应减少蛋白质类饮食，增加谷类食物，常增加蔬菜、水果等含渣食物；养成定时排便的习惯；避免常用开塞露、肥皂头通便，因为一旦养成习惯，正常的"排便反射"消失，便秘更难纠正。同时，无须常服缓泻药，因为小儿消化功能不完善，用泻药后可能导致腹泻。

小儿遗尿

诊　断 → 对症刮痧 → 健康贴士

小儿遗尿是指3周岁以上的儿童，在睡眠中小便自遗的一种疾病。本病发病与精神因素、大脑发育不全、脊柱裂、蛲虫病等有关。小儿遗尿轻者隔日或数日一次，重者可一夜发生数次，多见于10岁以下的儿童，男孩多于女孩。大部分小儿遗尿者随着年龄增长可以自愈。祖国医学认为，遗尿是由于肾气不足、膀胱失约所致。

【诊断】

白天排尿正常，睡中遗尿形成习惯，多在半夜熟睡时或清晨，轻者数夜一次，重者每夜一次甚至数次。病程久者精神敏感紧张，日间尿频，面色苍白或萎黄，全身乏力。

【对症刮痧】

选穴

肾俞、关元、天枢、尺泽、足三里、三阴交。

方法

（1）用面刮法刮拭孩子背部两侧腰部的肾俞，用同样方法刮拭孩子下腹部的关元至天枢。

（2）用面刮法由上而下刮拭肘部的尺泽穴；用平面按揉法刮拭孩子小腿正前方的足三里和小腿内侧的三阴交。

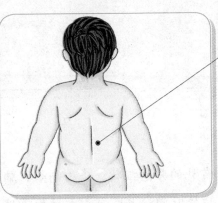

① 肾俞穴　在腰部，当第2腰椎棘突下，旁开1.5寸。

② 天枢穴　在腹中部，平脐中，距脐中2寸。

③ 尺泽穴　在肘横纹中，肱二头肌腱桡侧凹陷处。

④ 关元穴　在下腹部，前正中线上，当脐中下3寸。

⑤ 足三里　在小腿前外侧，当犊鼻下3寸，距胫骨前缘1横指（中指）。

⑥ 三阴交　在小腿内侧，当足内踝尖上3寸，胫骨内侧缘后方。

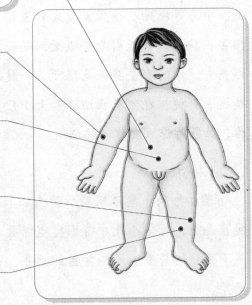

健康贴士

　　遗尿孩子应从下午4点以后就不再吃流质饮食。菜里面少放些盐，让孩子少喝水。临睡前尽可能排空膀胱内的尿液。告诉孩子白天要多吃流质的东西，多喝水，使膀胱内容量增加，然后鼓励孩子白天憋尿，尽可能延长排尿时间。孩子上床睡觉后让其闭上眼睛，想象夜里一有尿意就要自己起床小便，一直想到睡着为止。这样，孩子往往在夜里有尿意时会自觉地醒来小便。在孩子睡觉前，不要让孩子看惊险的电影或电视，也不要给孩子讲让使其"激动"的故事。

小儿惊厥

诊　断 → 对症刮痧 → 健康贴士

　　惊厥又称抽风，是小儿时期较常见的紧急症状，多由高热、脑炎、中毒等所致。惊厥反复发作或持续时间过长，可引起脑缺氧性损害、脑肿，甚至引起呼吸衰竭而死亡。本病初发的表现是意识突然丧失，同时有全身或局限于某一肢体的抽动，多伴有双眼上翻、凝视或斜视，也可有吐白沫和大小便失禁现象发生。中医学专家认为，惊厥是惊风发作时的证候。

【诊断】

　　常由细菌、病毒感染所致，如上感、肺炎、百日咳、伤寒、痢疾等疾病，可使小儿中毒而发生惊厥。惊厥发生与季节往往存在着密不可分的关系。不同年龄的小儿，引起惊厥的原因往往存在一定差异。

【对症刮痧】

选穴

大椎、曲池、阳陵泉、足三里、太冲。

方法

　　（1）用角刮法刮拭孩子背部的大椎。

　　（2）用面刮法刮拭上肢部的曲池，再用面刮法或平面按揉法刮拭孩子下肢部的阳陵泉、足三里，用垂直按揉法刮拭足部的太冲。

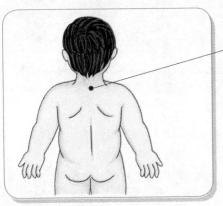

❶ 大椎穴　在后正中线上，第7颈椎棘突下凹陷中。

❷ 曲池穴　在肘横纹外侧端，屈肘，当尺泽与肱骨外上髁连线中点。

❸ 阳陵泉　在小腿外侧，当腓骨小头前下方凹陷处。

❹ 足三里　在小腿前外侧，当犊鼻下3寸，距胫骨前缘1横指（中指）。

❺ 太冲穴　在足背侧，当第1跖骨间隙的后方凹陷处。

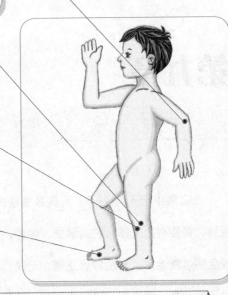

健康贴士

发现孩子惊厥无须惊慌失措，应先把其放到平坦、宽敞的地方，将头偏向一侧，同时解开衣领，使其呼吸道通畅；务必注意孩子安全，预防孩子从床上或桌椅上摔下；对已出牙较多的小患者，要预防咬伤舌头及口唇，可用压舌板、筷子或匙柄将口扩开；用拇指掐压患儿的人中穴，同时取一筷子，外面包一层清洁的纱布，插在两侧或一侧上下大牙之间，防止舌咬伤以及舌后坠引起的窒息；孩子以前有高热抽风史的，家长应准备一些适合小儿用的退热及镇定药，小儿一出现发热立即服用；紧急处理之后，家长应立即把患儿送到医院，做进一步检查。

第九章

刮痧治疗五官科疾病

- -

　　五官集中于人体头部，可谓各系统的指挥所、司令部。它的正常、高效运转，需要有力支撑；它的维护、保养，依赖有效手段。因此，对五官部的各种疾病诊断治疗，必须做到正确、无误、及时、迅速且较少负面效应。而刮痧对于耳、鼻、眼、舌、口疾患而言，正是一种较佳选择。

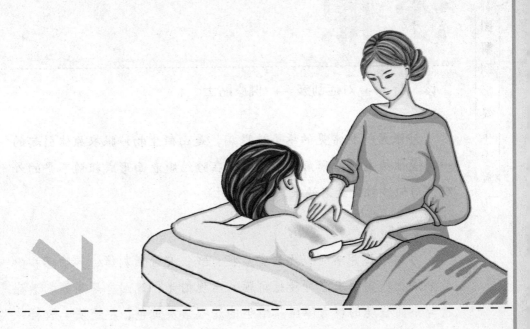

沙眼 → 青光眼 → 目赤肿痛 → 鼻炎 → 鼻窦炎 → 咽喉肿痛 →

耳鸣 → 牙痛 → 龋齿

沙眼

诊 断 → 对症刮痧 → 健康贴士

　　沙眼是一种常见的感染性眼病，是由微生物沙眼衣原体引起的一种慢性传染性结膜角膜炎。因其在睑结膜表面形成粗糙不平的外观，形似沙粒，故名沙眼。

【诊断】

　　沙眼轻度患者可以无自觉症状，或仅有轻微刺痒、异物感和少量分泌物。重度患者可侵犯角膜，出现怕光、流泪、疼痛等刺激症状与不同程度的视力障碍。增生的滤疱呈灰黄色，半透明、胶样、半球形隆起、大小不等、排列不整齐，易被压破，挤出胶样物。如滤疱过度增殖，可互相融合成条状，角膜上缘出现半月形灰白区血管网充血，发生新的血管，伸入角膜内。各新生的血管之间伴有灰白色点状浸润，称为角膜血管翳。沙眼晚期可出现许多严重并发症和后遗症，如睑内翻倒睫、角膜混浊、上睑下垂、沙眼干燥症、泪道阻塞及慢性泪囊炎，严重的可导致失明。

【对症刮痧】

选穴

头颈部：阳白、瞳子髎、睛明。

背部：脾俞、胃俞。

上肢部：曲池。

下肢部：血海、足三里、太冲。

方法

（1）用面刮法依次对头颈部的阳白、瞳子髎、睛明进行刮拭。

（2）用平面刮法由上而下对背部两侧脾俞至胃俞进行刮拭。

（3）以面刮法结合按揉法对上肢部的曲池予以刮拭，再以同样刮法对位于下肢部的血海、足三里、太冲穴进行刮拭。

① 曲池穴　在肘横纹外侧端，屈肘，当尺泽与肱骨外上髁连线中点。

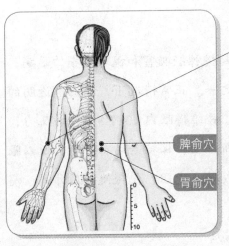

脾俞穴

胃俞穴

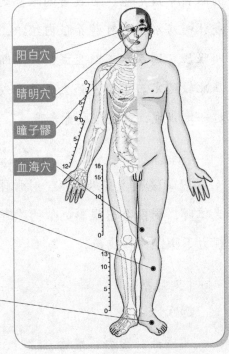

阳白穴

睛明穴

瞳子髎

血海穴

② 足三里　在小腿前外侧，当犊鼻下3寸，距胫骨前缘1横指（中指）。

③ 太冲穴　在足背侧，当第1跖骨间隙的后方凹陷处。

健康贴士

洗脸用具、手帕做到专人专用并定期消毒；经常洗手，不用手擦揉眼睛；公共场所的盥洗用具必须严格消毒，避免接触传染；对儿童和青少年进行眼卫生教育，养成良好的用眼习惯。

青光眼

诊　断 → 对症刮痧 → 健康贴士

　　青光眼是指由眼压升高而引起视神经损害和视野缺损的眼病，为眼科中最严重、可致盲的眼病之一。正常情况下，眼内有透明的液体叫房水，其可营养眼内组织，并维持眼内1.3~2.8千帕的压力，叫眼压。因房水不断生成，又不断排出，保持着动态平衡，所以眼压比较稳定。但是，如生成过多或排出受阻，便会使眼压升高，超过一定程度，就会造成青光眼。

【诊断】

　　眼睛酸胀，有疼痛感，时常伴有头痛的发生；虹视，即在看发光体时，周围会出现彩虹似的光环；眼球变硬，缺乏活力与弹性；视力下降，视野缺损。

【对症刮痧】

选穴

头颈部：阳白、攒竹、睛明、瞳子髎、太阳、四白、风池、丝竹空。

上肢部：内关、外关、合谷。

下肢部：足三里。

方法

　　（1）开角型青光眼：首先，用面刮法对头颈部阳白、攒竹、睛明、瞳子髎、太阳、四白、风池进行刮拭；而后，同样以面刮法分别对上肢的内关、外关、合谷及下肢的足三里进行刮拭。

（2）闭角型青光眼：首先，以面刮法对头颈部的睛明、攒竹、丝竹空、太阳穴进行刮拭；随后，可以面刮和按揉法相结合的方法对上肢的外关、合谷予以刮拭。

❶ 阳白穴　在前额部，当瞳孔直上，眉上1寸。

❷ 攒竹穴　在面部，当眉头陷中，眶上切迹处。

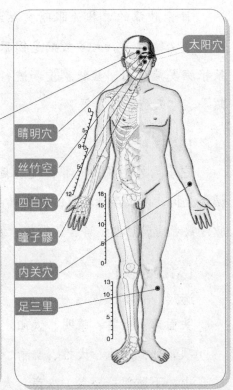

太阳穴
睛明穴
丝竹空
四白穴
瞳子髎
内关穴
足三里

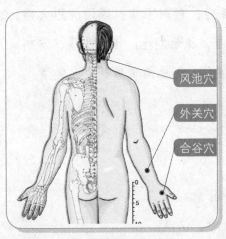

风池穴
外关穴
合谷穴

健康贴士

（1）多服蜂蜜：蜂蜜是一种高渗剂，服后能使血液渗透压增高，以吸收眼内水分，降低眼压。

（2）饮食宜清淡：饮食应以素食为主，忌热性和过分油腻的食物；为降低眼压，每天要坚持少喝水并减少盐的摄入；严禁抽烟、喝酒，同时不宜食用辛辣等刺激性食物，以防症状加剧。

目赤肿痛

诊　断 → 对症刮痧 → 健康贴士

目赤肿痛的症状为眼睛突然红肿、疼痛、怕光流泪、有异物感、分泌物增多。大多数病患因眼结膜被细菌感染所引起。古代文献根据发病原因、症状急重和流行性，又称"风热眼"、"暴风客热"、"天行赤眼"等。

【诊断】

它多因外感风热时邪，侵袭目窍，郁而不宣；或因肝胆火盛，循经上扰，以致经脉闭阻，血壅气滞，骤然发生。伴有头痛、发热、脉浮数者为风热型；口苦、烦热、便秘、脉弦滑者属肝胆火盛型。

【对症刮痧】

选穴

头面部：上星、睛明、太阳。

项背部：风池、大椎、膈俞、肝俞。

上、下肢部：合谷、少商、太冲、侠溪。

方法

（1）以面刮法对头面部的上星、睛明、太阳进行刮拭。

（2）以面刮法对项背部的风池、大椎、膈俞、肝俞刮拭。

（3）以按揉对上肢部的合谷、少商刮拭；以面刮法对下肢部的太冲、侠溪刮拭。

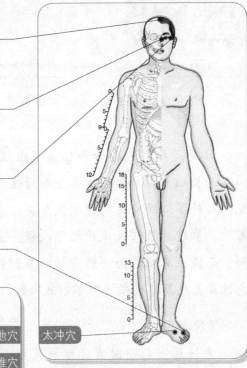

❶ **上星穴** 在头部，当前发际正中直上 1 寸。

❷ **睛明穴** 在面部，目内眦角稍上方凹陷处。

❸ **太阳穴** 在颞部，当眉梢与目外眦之间，向后约 1 横指的凹陷处。

❹ **侠溪穴** 在足背外侧，当第 4、5 趾间，趾蹼缘后方赤白肉际处。

太冲穴

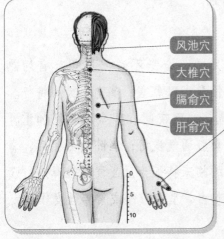

风池穴

大椎穴

膈俞穴

肝俞穴

❺ **合谷穴** 在手背，第 1、2 掌骨间，当第 2 掌骨桡侧的中点处。

❻ **少商穴** 在手拇指末节桡侧，距指甲角 0.1 寸。

健康贴士

避免眼部外伤，如有倒睫或慢性泪囊炎者，宜及早治疗；异物进入眼睛须处理时应注意无菌操作，严格消毒；保持良好情绪，勿躁勿怒，以免加重病情；忌食辛辣、煎炸、烧烤及腥发之物，以避免助热生火；发病期间，多闭目静养，尤其不宜在暗室和夜间或强光下使用目力。

鼻炎

诊　断 → 对症刮痧 → 健康贴士

鼻炎是指鼻腔黏膜和黏膜下组织的炎症，根据发病的急缓及病程的长短，可分为急性鼻炎和慢性鼻炎。此外，还有一种十分常见的与外界环境有关的过敏性鼻炎。急性鼻炎中医称之为"伤风鼻塞"，机理为风寒或风热之邪入侵，上犯鼻窍、宣降失常、清窍不利；而慢性鼻炎作为一种常见的鼻腔和黏膜下层慢性炎症，则多由急性鼻炎反复发作或治疗不彻底所致。

【诊断】

急性鼻炎起病时有轻度恶寒发热，全身不适，鼻咽部有灼热感，鼻内发干、发痒、打喷嚏。慢性鼻炎以鼻塞、嗅觉失灵为特征。慢性单纯性鼻炎白天活动时鼻塞减轻，而夜间、静坐时鼻塞加重，侧卧时，居下侧之鼻腔阻塞、上侧鼻腔通气良好；当卧向另侧后，鼻塞又出现于另侧鼻腔。过敏性鼻炎的临床特征为反复发作性鼻痒、喷嚏、流大量清涕以及发作时鼻黏膜苍白，呈季节性或常年性发作。

【对症刮痧】

选穴

头颈部：上星、印堂、攒竹、太阳、迎香、百会、通天、风池。

胸部：中府、膻中。

上肢部：尺泽、列缺、合谷。

方法

（1）急性鼻炎：用面刮法刮拭头部的上星、风池，用平面按揉法按揉脸部的印堂、太阳、迎香，用平面刮法刮拭胸部的中府、膻中穴，用平面刮法由上而下刮拭上肢的尺泽至列缺，用平面按揉法按揉合谷。

（2）慢性鼻炎：用水牛角刮痧梳刮拭头部的百会、通天、上星、风池，用平面按揉法分别刮拭面部的印堂、攒竹、太阳、迎香，以垂直按揉法按揉上肢部的合谷。

❶ 上星穴　在头部，当前发际正中直上1寸。

❷ 印堂穴　位于人体前额部，当两眉头间连线与前正中线之交点处。

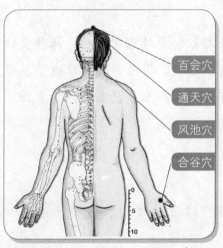

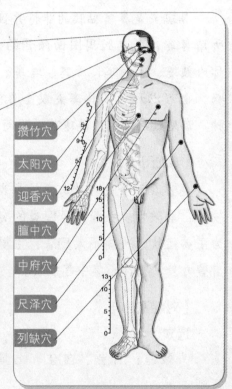

攒竹穴
太阳穴
迎香穴
膻中穴
中府穴
尺泽穴
列缺穴

百会穴
通天穴
风池穴
合谷穴

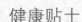

健康贴士　劳逸结合，防止过度疲劳；注意锻炼，特别是多做户外活动；常用冷水洗脸、洗鼻或冷水浴，以增强对寒冷的适应力；在流感期间到公共场所应戴口罩，预防上呼吸道感染；在流感时期可烧醋熏居室，保持室内空气新鲜，必要时服用药物预防；积极防治全身慢性疾病，及时治疗鼻腔邻近组织的疾病，如扁桃体炎、咽喉炎等。

鼻窦炎

诊　断　→　对症刮痧　→　健康贴士

　　鼻窦炎是鼻窦黏膜的非特异性炎症，为一种鼻科常见多发病。所谓鼻窦，是鼻腔周围面颅骨的含气空腔，左右分为四对，分别称为额窦、上颌窦、筛窦、蝶窦。因其解剖特点，各窦可以单独发病，也可以形成多鼻窦炎或全鼻窦炎。鼻窦炎分为急性与慢性两种。常见致病细菌为链球菌、葡萄球菌、肺炎球菌等。

【诊断】

　　急性鼻窦炎的症状与急性鼻炎相似，鼻堵塞很明显，鼻分泌物较多，呈脓性。头痛是鼻窦炎的突出症状。慢性鼻窦炎以流脓鼻涕为主要症状，头痛不太显著，主要为头部闷胀、沉重感，儿童还可有智力差、精神不集中等症状。

【对症刮痧】

选穴

头颈部：百会、囟会、上星、印堂、睛明、迎香、四白、风池。

背部：肺俞。

上肢部：曲池、列缺、合谷。

上肢部：足三里、行间。

方法

　　（1）用水牛角刮痧梳由百会起，依次刮拭百会、囟会至上星，用面刮法刮拭风池，用点按法刮拭脸部的印堂、睛明、迎香、四白。

（2）用平面刮法刮拭背部的肺俞，用同样的刮法刮拭上肢部的曲池、列缺，用垂直按揉法刮拭合谷。

（3）用面刮法刮拭下肢部的足三里，用垂直按揉法按揉脚部的行间。

❶ 囟会穴　在头部，当前发际正中直上2寸（百会前3寸）。

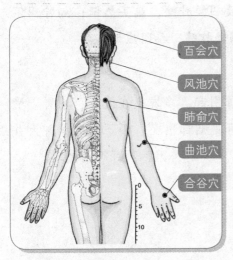

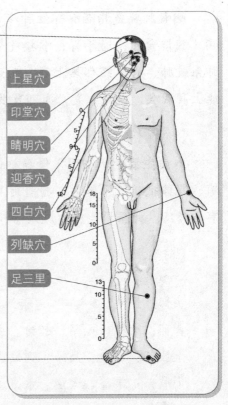

百会穴
风池穴
肺俞穴
曲池穴
合谷穴

上星穴
印堂穴
睛明穴
迎香穴
四白穴
列缺穴
足三里

❷ 行间穴　在足背侧，当第1、2趾间，趾蹼缘的后方赤白肉际处。

健康贴士

积极预防感冒，在上呼吸道感染期及时治疗；治疗邻近病灶，如慢性扁桃体炎等；清洁鼻腔，去除积留的脓涕，保持鼻腔通畅；面对环境粉尘、污染，应戴口罩，避免细菌进入鼻腔；禁食辛辣刺激食物，戒除烟酒。

咽喉肿痛

诊 断 → 对症刮痧 → 健康贴士

　　咽喉肿痛是指咽喉部红肿疼痛的症状。多见于外感及咽喉部疾病。咽接食管，通于胃；喉接气管，通于肺。如外感风热之邪熏灼肺系或肺、胃二经郁热上壅，而致咽喉肿痛，属实热证；如肾阴不能上润咽喉，虚火上炎，亦可致咽喉肿痛，属阴虚证。

【诊断】

　　本病主要由于细菌入侵扁桃体引起，多发生在疲劳、感冒、受凉、肌体抵抗力下降时。检查时可见咽部出血、颌下淋巴结肿大并有压痛感。此病可能成为风湿热和肾炎的诱因，不可等闲视之。

【对症刮痧】

选穴

头部：风池。

背部：大椎、风门、肺俞。

上肢部：曲池、尺泽、列缺、合谷。

下肢部：丰隆、太溪、水泉、冲阳。

方法

　　（1）用单角刮法刮拭头部两侧的风池，再用面刮法由上而下刮拭背部大椎和背部两侧的风门至肺俞。

　　（2）用面刮法刮拭上肢部的曲池、尺泽、列缺，用平面按揉法按揉手背的合谷。

　　（3）用面刮法刮拭下肢部的丰隆、冲阳，用平面按揉法按揉太溪、水泉。

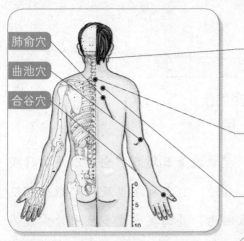

肺俞穴
曲池穴
合谷穴

❶ 风池穴　在项部，当枕骨之下，与风府相平，胸锁乳突肌与斜方肌上端之间的凹陷处。

❷ 大椎穴　在后正中线上，第7颈椎棘突下凹陷中。

❸ 风门穴　在背部，当第2胸椎棘突下，旁开1.5寸。

❹ 尺泽穴　在肘横纹中，肱二头肌腱桡侧凹陷处。

❺ 列缺穴　在前臂桡侧缘，桡骨茎突上方，腕横纹上1.5寸，当肱桡肌与拇长展肌腱之间。

❻ 水泉穴　在足内侧，内踝后下方，当太溪直下1寸，跟骨结节的内侧凹陷处。

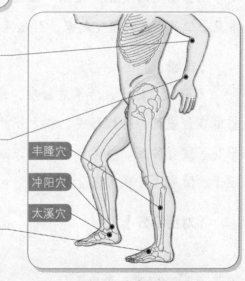

丰隆穴
冲阳穴
太溪穴

健康贴士

（1）食醋治疗：若喉咙肿痛，用醋加同量的水漱口即可减轻疼痛。

（2）炒盐治疗：将盐炒熟研细，吹入喉中，吐出涎水，可消炎止痛。

（3）生梨治疗：常吃生梨能防治口舌生疮和咽喉肿痛。

（4）丝瓜汁治疗：嫩丝瓜捣烂挤汁，频频含漱，可治咽喉肿痛。

耳鸣

诊 断 → 对症刮痧 → 健康贴士

耳鸣是一种常见症状，为听觉机能紊乱所致。它可以是多种疾病的伴随症状，受疲劳、休息、月经、变态反应以及头部微循环改变等因素影响而变化。按照中医理论，耳鸣实少虚多且以肾虚最为常见。但是，认真追究起来，引起耳鸣的原因尚有多种。

【诊断】

耳鸣时作时止，劳累后加重，或按之耳鸣减轻，或耳鸣逐渐加重的多为虚证；持续耳鸣，按之不减则多为实证。虚证多见头晕、眼花、腰背酸痛、神倦脉细；实证则多见头部胀痛、鼻塞、口苦、咽干、胁痛、苔腻、脉滑数。

【对症刮痧】

选穴

头部：听会、翳风。

背部：大椎、身柱、膈俞、肝俞、肾俞。

腹部：关元。

上肢部：外关、合谷、中渚、关冲、劳宫。

下肢部：足三里、丰隆、丘墟、侠溪、太冲、行间。

方法

（1）用平面按揉法按揉头部的听会、翳风。

（2）用面刮法由上而下刮拭背部大椎至身柱，再用同样的方法分段刮拭背部两侧的膈俞、肝俞至肾俞，用平面按揉法按揉腹部的关元。

（3）用面刮法刮拭上肢部的外关、关冲，用垂直按揉法按揉合谷、中渚、劳宫。

（4）用面刮法刮拭下肢的足三里、丰隆、丘墟、侠溪、太冲、行间。

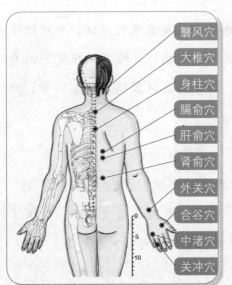
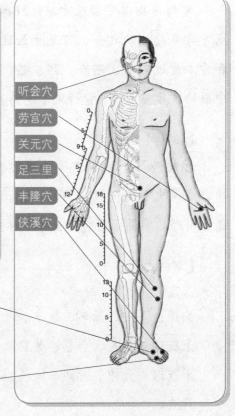

翳风穴
大椎穴
身柱穴
膈俞穴
肝俞穴
肾俞穴
外关穴
合谷穴
中渚穴
关冲穴

听会穴
劳宫穴
关元穴
足三里
丰隆穴
侠溪穴

❶
太冲穴　在足背侧，当第1跖骨间隙的后方凹陷处。

❷
行间穴　在足背侧，当第1、2趾间，趾蹼缘的后方赤白肉际处。

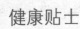

健康贴士

树立乐观豁达的生活态度，培养多种兴趣爱好，分散对耳鸣的注意力；少饮酒、少抽烟，生活要有规律；失眠与耳鸣存在密切关系，生活中要确保充足的睡眠，以有效缓解耳鸣。

牙 痛

诊 断 → 对症刮痧 → 增效食疗方

牙痛是指以牙齿及牙龈红肿疼痛为主要表现的病证，为口腔疾患中常见的症状之一，可见于西医学的龋齿、牙髓炎、根尖周围炎和牙本质过敏等。遇冷、热、酸、甜等刺激时牙痛发作或加重，属中医的"牙宣"、"骨槽风"范畴。

【诊断】

牙痛多因平素口腔不洁或过食膏粱厚味、胃腑积热、胃火上冲，或风火邪毒侵犯、伤及牙齿，或肾阴亏损、虚火上炎、灼烁牙龈等引起。常见证型包括：风火牙痛、胃火牙痛、火牙痛等。

【对症刮痧】

选穴

头部：下关、颊车、风池。

上肢部：外关、合谷、劳宫。

下肢部：太冲、行间、太溪、内庭。

方法

（1）用单角刮法刮拭头部的风池，用面刮法刮拭头部的下关、颊车。

（2）用面刮法刮拭上肢部的外关，用平面按揉法按揉手部的合谷与劳宫。

（3）用平面按揉法按揉脚踝的太溪，用垂直按揉法按揉脚背的太冲、行间、内庭。

❶
风池穴　在项部，当枕骨之下，与风府相平，胸锁乳突肌与斜方肌上端之间的凹陷处。

❷
外关穴　在前臂背侧，当阳池与肘尖的连线上，腕背横纹上2寸，尺骨与桡骨之间。

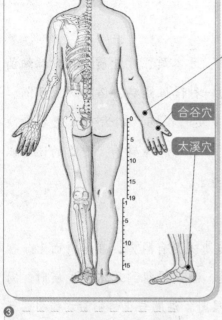

合谷穴
太溪穴

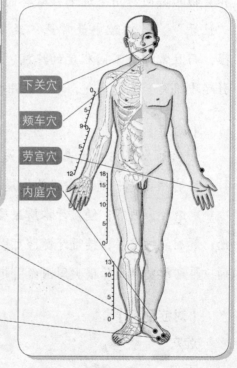

下关穴
颊车穴
劳宫穴
内庭穴

❸
太冲穴　在足背侧，当第1跖骨间隙的后方凹陷处。

❹
行间穴　在足背侧，当第1、2趾间，趾蹼缘的后方赤白肉际处。

增效食疗方

杨柳根炖瘦肉：垂杨柳根30克，瘦猪肉150克，葱、姜、料酒、盐、味精各适量。将杨柳根洗净，切条；猪肉切小块，同放沙锅内，加葱、姜、料酒及水适量，用文火炖，待肉熟时加盐、味精调味。食肉饮汤，每日1次。有滋阴润燥，祛风清热，清肺止痛之功，适用于风火牙痛、虚火牙痛及牙龈炎等疾患。

龋 齿

诊 断 → 对症刮痧 → 健康贴士

　　龋齿是牙齿的硬组织（牙釉质、牙本质、牙骨质）在致龋细菌和食物的共同作用下逐渐被破坏的一种慢性疾病，俗称"虫牙"、"蛀牙"，是口腔中最常见、最多发的疾病。龋齿不仅使牙齿缺损，而且常伴有不同程度的疼痛、咀嚼功能障碍等，严重的还可以引起牙髓炎、根尖周炎、牙槽脓肿等。

【诊断】

　　检查可发现在牙齿表面的窝沟处探测有阻力，在平滑面上，探针移动有粗糙感；随着病程的发展，龋洞侵犯到牙本质浅层时，对冷热刺激较为敏感；侵入牙本质深层时，温度与化学刺激均能引起牙痛；龋洞继续发展，接近牙髓腔可引起牙髓炎，发生阵发性的剧烈牙痛；再继续发展到牙根尖周围而引起发炎时，就会出现持续性跳痛。

【对症刮痧】

选穴

面部：下关、颊车。

上肢部：列缺、合谷。

下肢部：内庭。

方法

（1）用面刮法刮拭面部的下关、颊车。

（2）用面刮法刮拭上肢手腕部的列缺，用平面按揉法按揉手部的合谷。

（3）用垂直按揉法按揉脚背的内庭。

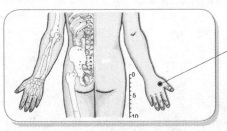

❶ 合谷穴　在手背，第 1、2 掌骨间，当第 2 掌骨桡侧的中点处。

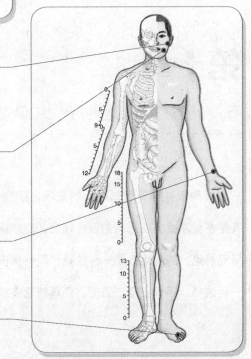

❷ 下关穴　在面部耳前方，当颧弓与下颌切迹所形成的凹陷中。

❸ 颊车穴　在面颊部，下颌角前上方约 1 横指(中指)，当咀嚼时咬肌隆起，按之凹陷处。

❹ 列缺穴　在前臂桡侧缘，桡骨茎突上方，腕横纹上1.5寸，当肱桡肌与拇长展肌腱之间。

❺ 内庭穴　在足背，第 2、3 趾间缝纹端。

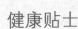

健康贴士　　婴幼儿应吃营养丰富和多样化食物，以促进颌骨发育；保持良好的口腔卫生，养成早晚刷牙、饭后漱口的好习惯；使用含氟牙膏，经常用氟水漱口，不断增强牙齿抗龋能力；窝沟封闭是预防龋病发生的一种有效方法：乳磨牙3~4岁，第一恒磨牙6~7岁，第二恒磨牙11~13岁时为最适宜封闭的时间。

第十章

刮痧治疗皮肤科常见病

————————————————————————————

　　各种皮肤病不仅影响人的美观，还会使人倍感无耐，产生自卑心理。尤其是在极注重外在形象的现代社会，皮肤病反复发作往往令许多人烦恼倍增。显而易见，药物治疗是一种选择，而一法多治的刮痧疗法则是你对症治疗的另一种选择，不仅安全、方便，还能根治皮肤病。

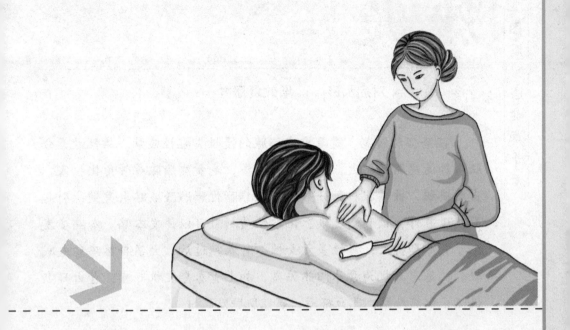

痤疮 → 酒渣鼻 → 银屑病 → 皮肤瘙痒症 → 荨麻疹 → 带状疱疹

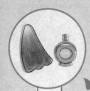
痤 疮

诊 断 → 对症刮痧 → 增效食疗方

痤疮俗称粉刺，是毛囊皮脂腺的慢性炎症性疾病。雄性激素分泌增加使皮脂腺肥大，皮脂分泌增多，毛囊皮脂腺导管角化栓塞，皮脂瘀积，被棒状杆菌分解，产生非酯化脂肪酸破坏毛囊壁，引起炎症。另外，饮食、气候、化学物质刺激可以诱发本病。本病多发生于青春期男女，男性多于女性，青春期过后，大多自然痊愈或减轻。其基本病机为素体阳热偏盛，加上青春期生机旺盛，营血日渐偏热，血热外壅，气血瘀滞，蕴阻肌肤。

【诊断】

痤疮好发于面、胸、肩胛间等皮脂腺发达部位。皮损初起为圆锥形丘疹，与皮肤颜色一样，内含淡黄色皮脂栓。如毛囊口开放，皮脂栓顶端干燥污染而呈黑色，叫黑头粉刺。如毛囊口封闭或有细菌感染，可形成脓疱、结节、囊肿。多无自觉症状或微痒。病程较长，时轻时重，多数到25~30岁逐渐自愈。

【对症刮痧】

选穴

头颈部：百会、攒竹、风池。

背部：肺俞、心俞、肝俞、脾俞、肾俞。

上肢部：曲池。

下肢部：足三里、丰隆、阴陵泉、三阴交、厉兑、内庭。

方法

（1）用平面按揉法点按百会、攒竹、风池。

（2）用平面刮法由上而下分段刮拭背部两侧的肺俞、心俞、肝俞、脾俞至肾俞。

（3）用平面刮法刮拭上肢部的曲池，由上而下刮拭下肢部的足三里至丰隆，用平面按揉法分别按揉阴陵泉、三阴交，用垂直按揉法按揉厉兑和内庭。

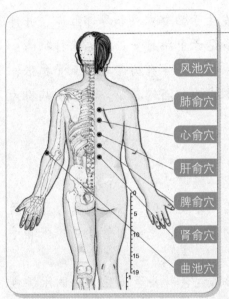

风池穴
肺俞穴
心俞穴
肝俞穴
脾俞穴
肾俞穴
曲池穴

❶ 百会穴　在头部，当前发际正中直上 5 寸，或两耳尖连线中点处。

攒竹穴
足三里
丰隆穴
三阴交

阴陵泉

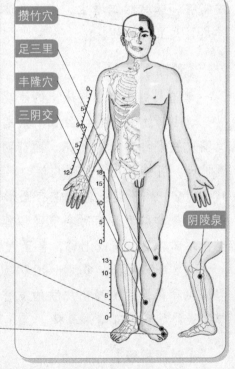

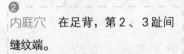

❷ 内庭穴　在足背，第 2、3 趾间缝纹端。

❸ 厉兑穴　在足第 2 趾末节外侧，距趾甲角 0.1 寸。

增效食疗方

石膏莲子粥：石膏40克，莲子27克，枇杷叶、菊花各13克，糙米75克。将糙米、莲子淘净，其余做成药包，加清水适量煮至粥熟后，去药包服食，每日1剂。可清热泻肺，解毒散结。适用于痤疮。

酒渣鼻

诊　断 → 对症刮痧 → 健康贴士

　　酒渣鼻俗称"红鼻子"，是发生于面部中央和鼻部红赤，并伴有局部组织增生肥厚的皮肤病。多见于中年男女。其临床特征为：颜面中央部、鼻部潮红、丘疹、脓疱，并伴有局部毛细血管扩张，皮脂腺和结缔组织增生。中医称本病为"酒糟鼻"，其基本病机为肺热胃火上攻所致。

【诊断】

　　酒渣鼻的患者在临床上的表现一般可以分为三个阶段：

　　（1）红斑与毛细血管扩张期：即发病时，首先表现为鼻部及周围皮肤潮红、油光发亮、面部两侧对称，毛细血管逐渐扩张和毛囊扩大，可持续几个月到几年。

　　（2）丘疹期：鼻尖常有圆形暗红色针头至黄豆大小的水肿性毛囊丘疹和脓疱，有时会有类似痤疮的表现。严重的患者丘疹可发生在颈部、肩、胸或上臂，甚至大腿、足部。

　　（3）肥大期：多见于40岁以后的男性。此时出现的皮肤损害为鼻尖和鼻翼两侧高出皮肤的皮赘，大小不等、高低不平的柔软结节，最终导致鼻部畸形鼻赘。

【对症刮痧】

选穴

头颈部：印堂、丝竹空、颧髎、迎香、承浆。

上肢部：列缺、支沟、养老、合谷。

下肢部：血海、足三里、三阴交、内庭。

方法

（1）用平面刮法刮拭面部的印堂至丝竹空、颧髎，用平面按揉法按揉鼻子两侧的迎香、承浆。

（2）用平面刮法刮拭上肢的列缺、支沟至养老，用垂直按揉法按揉手部的合谷。

（3）用平面刮法刮拭下肢的血海、足三里、三阴交，用垂直按揉法按揉脚部的内庭。

❶
丝竹空 在面部，当眉梢凹陷处。

❷
颧髎穴 在面部，当目外眦直下，颧骨下缘凹陷处。

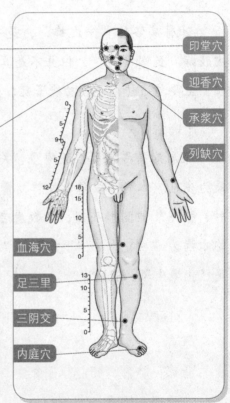

印堂穴
迎香穴
承浆穴
列缺穴
血海穴
足三里
三阴交
内庭穴

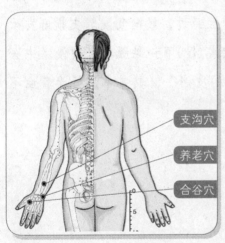

支沟穴
养老穴
合谷穴

健康贴士

（1）绝经期的女性和青春期的男性，应注意合理饮食，如少吃油炸、油煎及肥肉和辣椒、咖啡、可可、酒、浓茶等刺激性食物。

（2）可经常用硫磺香皂清洗面部，冬季时应注意鼻部防冻，可用手经常轻轻搓揉鼻部，促进血液循环，减少酒渣鼻的发生。

（3）如有螨虫感染，应及时外用或内服杀螨虫的药物，避免病情的进一步加重。

银屑病

诊 断 → 对症刮痧 → 健康贴士

银屑病俗称"牛皮癣"，是一种常见并易复发的慢性炎症性皮肤病。虽叫"癣"，但并不是真菌感染所致，其病因尚不完全明确，主要与遗传、免疫功能紊乱、感染、代谢障碍等有关。

【诊断】

银屑病有寻常型、脓疱型、关节型和红皮病型之分，以寻常型最为多见。本病多呈急性发作，慢性经过，倾向复发。皮损好发于肘、膝关节伸侧和头部，少数患者指(趾)甲和黏膜亦可被侵。中医称本病为"白疕"、"干癣"、"松皮癣"，其基本病机为营血不足、化燥生风、肌肤失养。

【对症刮痧】

选穴

背部：肺俞、肝俞、肾俞。

头颈部：风池。

上肢部：内关、神门。

下肢部：血海、三阴交、足三里、飞扬。

方法

（1）用平面刮法由上而下分段刮拭背部两侧的肺俞、肝俞至肾俞。

（2）用平面刮法分别刮拭风池、内关、神门穴。

（3）用平面按揉法点按下肢的血海、三阴交，用平面刮法刮拭下肢的足三里及飞扬。

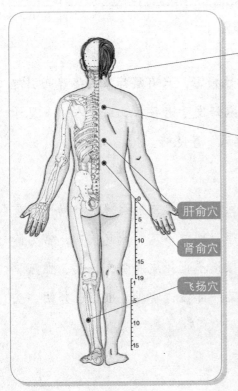

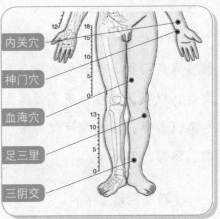

① 风池穴　在项部，当枕骨之下，与风府相平，胸锁乳突肌与斜方肌上端之间的凹陷处。

② 肺俞穴　在背部，当第3胸椎棘突下，旁开1.5寸。

肝俞穴
肾俞穴
飞扬穴

内关穴
神门穴
血海穴
足三里
三阴交

健康贴士

（1）避免物理性、化学性物质的刺激，防止外伤和滥用药物。

（2）要注意避免上呼吸道感染及清除感染性病灶。

（3）因感冒、发热或过度劳累后全身突然出现点状红斑，表面有白色鳞屑，应立即到医院就诊。发病初期用大量抗生素往往得到很好的疗效，配合中西医治疗后，不易复发。

（4）急性期不要用热水、肥皂洗，以免刺激皮肤后引起大面积皮疹发生。

皮肤瘙痒症

诊　断 → 对症刮痧 → 健康贴士

皮肤瘙痒症是指皮肤无原发性损害，只有瘙痒及因瘙痒而引起的继发性损害的一种皮肤病。本病好发于老年人及成年人，多见于冬季。中医学属"风瘙痒"、"痒风"等范畴。

【诊断】

根据临床表现，皮肤瘙痒症可分全身性皮肤瘙痒症和局限性皮肤瘙痒症两种。前者周身皆可发痒，部位不定，此起彼伏，常为阵发性，以夜间为重，患者因痒而搔抓不止，皮肤常有抓痕、血痂、色素沉着等；后者瘙痒仅局限于某一部位，常见于肛门、外阴、头部、腿部、掌部等。

【对症刮痧】

选穴

背部：肾俞。

腹部：关元。

上肢部：曲池、合谷。

下肢部：阴廉、阴包、血海、足三里、委中、承山。

方法

（1）用平面刮法分别刮拭背部两侧的肾俞，用平面刮法刮拭腹部的关元。

（2）用平面刮法刮拭上肢的曲池，用单角刮法或平面按揉法刮拭或按揉手部的合谷。

图解刮痧健康手册

（3）用平面刮法由上而下分段刮拭阴廉、阴包至血海，用平面刮法刮拭下肢的足三里，再由上而下刮拭下肢的委中至承山穴。

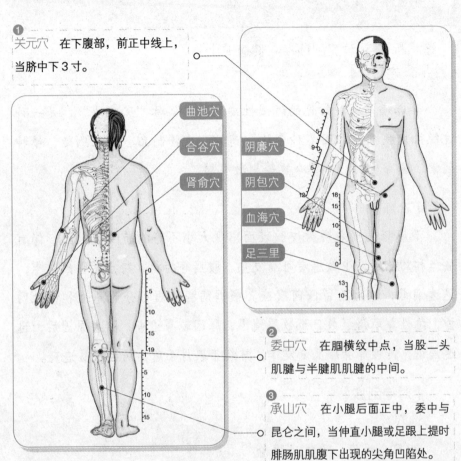

❶ 关元穴　在下腹部，前正中线上，当脐中下3寸。

曲池穴

合谷穴

肾俞穴

阴廉穴

阴包穴

血海穴

足三里

❷ 委中穴　在腘横纹中点，当股二头肌腱与半腱肌肌腱的中间。

❸ 承山穴　在小腿后面正中，委中与昆仑之间，当伸直小腿或足跟上提时腓肠肌肌腹下出现的尖角凹陷处。

健康贴士

　　生活宜有规律，早睡早起，适当锻炼，及时增减衣服，避免冷热刺激；全身性瘙痒患者应注意减少洗澡次数，洗澡时不要过度搓洗皮肤，不用碱性肥皂；内衣以棉织品为宜，应宽松舒适，避免摩擦；精神放松，避免恼怒忧虑，树立信心；积极寻找病因，去除诱发因素；戒烟、酒、浓茶、咖啡及一切辛辣刺激食物，饮食中适度补充脂肪。

荨麻疹

诊　断 → 对症刮痧 → 健康贴士

荨麻疹是一种常见的过敏性皮肤病，俗称"风疹块"，是一种过敏性皮肤病。常因某种食物、药物、生物制品、病灶感染、精神因素、肠寄生虫、外界冷热等刺激引起。

【诊断】

荨麻疹主要表现为皮肤表面出现大小不等的局限性风团，伴有瘙痒和灼热感，少数患者可有发热、腹痛等症状，特点是骤然发生，迅速消退，愈后不留任何痕迹。根据病程长短可分为急性和慢性两型，急性荨麻疹经数日至数周消退，原因较易追查，除去原因后，迅速消退。慢性荨麻疹反复发作，常经年累月不愈，病因不易追查。

【对症刮痧】

选穴

背部：风府、大椎、膈俞。

上肢部：曲池、合谷。

下肢部：血海、足三里。

方法

（1）用平面刮法刮拭背部的风府、大椎，再分别刮拭背部两侧的膈俞。

（2）用平面刮法刮拭上肢部的曲池，用平面按揉法按揉手部的合谷。

（3）用平面刮法或平面按揉法刮拭或按揉下肢的血海，用平面刮法刮拭足三里。

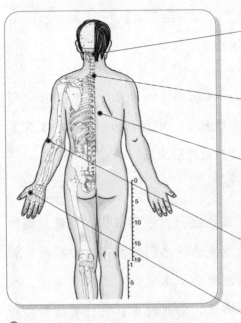

❶ 风府穴　在项部，当后发际正中直上1寸，枕外隆凸直下，两侧斜方肌之间凹陷处。

❷ 大椎穴　在后正中线上，第7颈椎棘突下凹陷中。

❸ 膈俞穴　在背部，当第7胸椎棘突下，旁开1.5寸。

❹ 曲池穴　在肘横纹外侧端，屈肘，当尺泽与肱骨外上髁连线中点。

❺ 合谷穴　在手背，第1、2掌骨间，当第2掌骨桡侧的中点处。

❻ 血海穴　屈膝，在大腿内侧，髌底内侧端上2寸，当股四头肌内侧头的隆起处。

❼ 足三里　在小腿前外侧，当犊鼻下3寸，距胫骨前缘1横指（中指）。

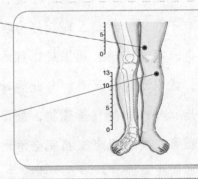

健康贴士

（1）避免接触过敏原。
（2）如对寒冷、日晒过敏者，应采取防护措施。
（3）由感染病灶引起的荨麻疹，应首先控制感染；对慢性荨麻疹反复发作者，应查找病因并去除之。
（4）饮食宜清淡，忌食鱼、虾、蟹等发物。

带状疱疹

诊　断 → 对症刮痧 → 健康贴士

　　带状疱疹是一种由病毒引起的皮肤病，可发生于身体的任何部位，但以腰背为多见，故俗称"串腰龙"。中医认为，本病的发生多因情志内伤、肝郁气滞、日久化火而致肝胆火盛、外受毒邪而发。

【诊断】

　　患者感染病毒后，往往暂不发生症状，病毒潜伏在脊髓后根神经节的神经元中，在机体免疫功能减退时才引起发病，如感染、肿瘤、外伤、疲劳及使用免疫抑制剂时等。本病好发于三叉神经、椎神经、肋间神经和腰底神经的分布区，初起时患部往往有瘙痒、灼热或痛的感觉，有时有全身不适、发热、食欲不振等前驱期症状，随后有不规则的红斑、斑丘疹出现，很快演变成绿豆大小的集簇状小水疱，疱液澄清，周围绕以红晕。数日内水疱干涸，可有暗黑色结痂，或出现色素沉着。与此同时，不断有新疹出现，新旧疹群依神经走行分布，排列呈带状，故而得"带状疱疹"之名，疹群之间皮肤正常。有些患者皮损完全消退后仍可留有神经痛，多数患者在发病期间疼痛明显，少数患者可无疼痛或仅有轻度痒感。

【对症刮痧】

选穴

头颈部：头维、攒竹、阳白、翳风、颊车、太阳、地仓、下关。

上肢部：曲池、外关、合谷。

下肢部：血海、三阴交、阳陵泉、足三里。

方法

（1）用刮痧梳刮拭头部两侧的头维，用平面刮法分别刮拭面部的攒竹、阳白、翳风、颊车、下关，用平面按揉法分别点揉太阳、地仓。

（2）用平面刮法刮拭上肢部的曲池、外关，用单角刮法或平面按揉法刮拭或按揉合谷。

（3）用平面按揉法按揉下肢的血海、三阴交，用平面刮法分别刮拭阳陵泉、足三里。

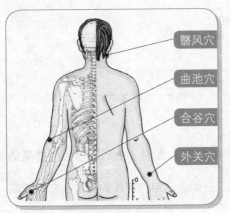

翳风穴
曲池穴
合谷穴
外关穴

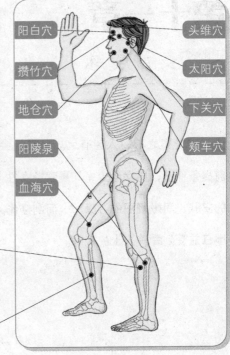

阳白穴
攒竹穴
地仓穴
阳陵泉
血海穴

头维穴
太阳穴
下关穴
颊车穴

❶ 足三里　在小腿前外侧，当犊鼻下3寸，距胫骨前缘1横指（中指）。

❷ 三阴交　在小腿内侧，当足内踝尖上3寸，胫骨内侧缘后方。

健康贴士　适当休息，保持局部皮肤清洁，以免感染。防止水疱溃破，继发感染，可用龙胆紫药水涂于患处。宜食清淡食物，适当增加营养。如有发烧、全身不适等症状，应及时住院治疗。

第十一章

刮痧美容瘦身

- -

　　"爱美之心，人皆有之。"在社会经济有力发展、生活水平大幅提高的前提条件下，男女老少尤其是职场女性，开始追求匀称苗条的身段、白皙细腻的皮肤、润嫩靓丽的容颜……而刮痧作为一种美容瘦身的不二法门，理所当然地日益受到爱美人士的青睐。

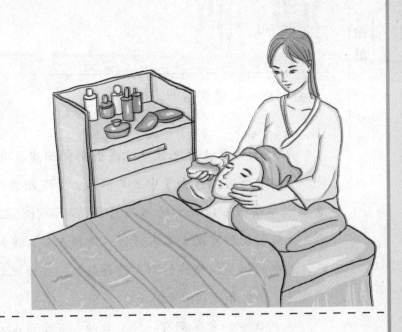

减肥 → 丰胸 → 美腿 → 纤腰 → 防皱 → 美白 → 美颈 → 美发

减 肥

对症刮痧 → 健康贴士

　　肥胖是由于过食肥甘厚味或因脾肾阳虚、痰湿不化、水湿内停积于肌肤所致，或由于中老年以后，肾气渐衰、五脏六腑功能减退、水谷精微不能正常输布而蓄积，从而引起肥胖。现代医学认为，单纯性肥胖有两大基本原因，即摄入多、消耗少。摄入大于消耗，过剩的能量以脂肪的形式储存起来，导致肥胖。另外，肥胖还与遗传、年龄和性别因素有关。

　　人的体重和身高是有一定关系的。正常成人身高与体重的关系为：体重（千克）＝身高（厘米）－105（女性减去100）。如果超重太多，可以考虑减肥事宜。

【对症刮痧】

选穴

背部：脾俞、胃俞、肾俞。

腹部：中脘、关元。

上肢部：列缺。

下肢部：丰隆、梁丘、足三里、三阴交。

方法

　　（1）患者取俯卧位，术者站于患者一侧，沿背部膀胱经第一侧线在刮拭部位均匀涂抹刮痧介质红花油，然后由上向下用泻法刮拭脾俞、胃俞、肾俞（命门），刮至皮肤出现痧痕为止。

　　（2）患者取仰卧位，术者站于患者一侧，由上向下点揉腹部任脉经穴中脘、关元。

（3）患者取仰卧位，术者站于患者一侧，在上肢、下肢刮拭部位涂抹刮拭介质红花油，然后先刮上肢部列缺，再刮下肢部丰隆、梁丘、足三里、三阴交，至皮下呈现痧痕为止。

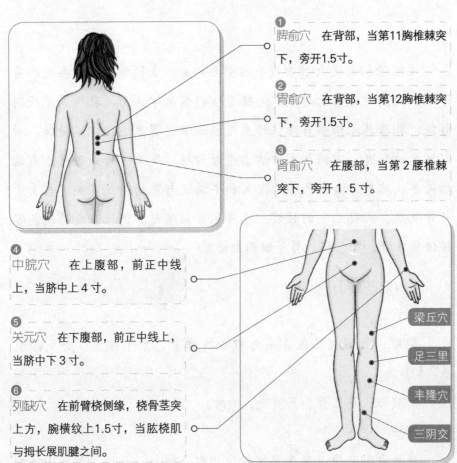

❶ 脾俞穴　在背部，当第11胸椎棘突下，旁开1.5寸。

❷ 胃俞穴　在背部，当第12胸椎棘突下，旁开1.5寸。

❸ 肾俞穴　在腰部，当第2腰椎棘突下，旁开1.5寸。

❹ 中脘穴　在上腹部，前正中线上，当脐中上4寸。

❺ 关元穴　在下腹部，前正中线上，当脐中下3寸。

❻ 列缺穴　在前臂桡侧缘，桡骨茎突上方，腕横纹上1.5寸，当肱桡肌与拇长展肌腱之间。

梁丘穴

足三里

丰隆穴

三阴交

健康贴士　合理安排三餐，任何美味的食物，都要进食有度；饭后站立半个小时，可以免去大多数女性脂肪瘀积在小肚上的烦恼；睡前5小时最好禁食，因为睡觉前吃东西是减肥的大忌。

丰 胸

对症刮痧 → 健康贴士

丰满的胸部是女性曲线美的重要部分，女性的乳房以丰盈而有弹性、两侧对称、大小适中为健美。祖国医学认为，乳头属足厥阴肝经，乳房属足阳明胃经，肝主气机疏泄，胃主运化水谷精微，所以乳房的发育、丰满与人的情志是否舒畅、气血运行是否通达有密切关系。此外，女性乳房的发育和丰满还与肾的精气有关，当女子"肾气盛，天癸至"的时候，乳房也开始隆起。因此，乳房的美容保健重在肝、肾、脾、胃等脏腑经络。

【对症刮痧】

选穴

胸部：乳四穴（以乳头为中心的垂直、水平线上，分别距乳头2寸）。

下肢部：足三里、三阴交、太冲。

方法

患者取仰卧位，先在刮拭部位均匀涂抹刮拭介质，然后由外向内用泻法刮乳四穴，再刮拭下肢足三里、三阴交和太冲，以局部皮肤呈现红色斑点为度。在刮拭乳四穴时手法应稍轻。

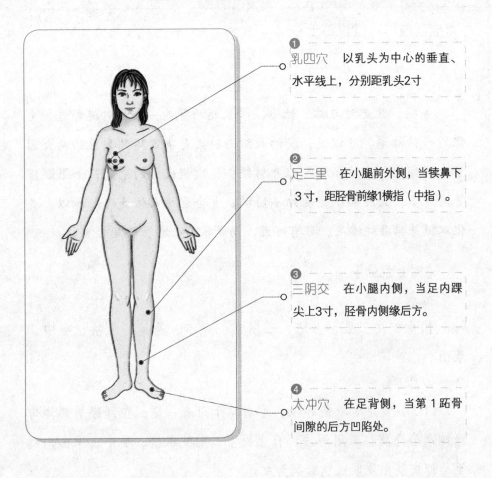

❶ 乳四穴　以乳头为中心的垂直、水平线上，分别距乳头2寸

❷ 足三里　在小腿前外侧，当犊鼻下3寸，距胫骨前缘1横指（中指）。

❸ 三阴交　在小腿内侧，当足内踝尖上3寸，胫骨内侧缘后方。

❹ 太冲穴　在足背侧，当第1跖骨间隙的后方凹陷处。

健康贴士　忌食冰饮、冰水梨、冰西瓜等一系列冰冷食物；忌穿戴过紧的胸罩；倡导参加诸如游泳或打球的体育锻炼，不断增强自身体质。

美腿

对症刮痧 → 健康贴士

美腿，既是对匀称、性感、修长腿的赞美，也是对腿部进行美化的一种称谓。可以说，腿的长短与胖瘦是决定腿部美丑的两大因素。腿部的长度过短给人以身材矮小、比例失调的感觉；如果腿部赘肉过多，大腿和小腿粗细不协调，也会影响人体美观。所以，美化双腿并非画蛇添足、可有可无，而是很有必要、举足轻重。

【对症刮痧】

选穴

伏兔、足三里、血海、三阴交、风市、悬钟、承扶、委中、承山。

方法

（1）嘱患者取俯卧位，术者站于患者一侧，在刮痧局部均匀涂抹刮痧介质，采用泻法，自上而下，刮拭承扶、委中、承山，刮至局部皮肤出现紫红色痧痕为度。

（2）再嘱患者取仰卧位，在刮拭部位均匀涂抹刮痧介质后，采用泻法，由上至下刮拭风市、伏兔、血海、足三里、三阴交各穴，刮至局部皮肤出现痧痕为度。

① **风市穴** 大腿外侧正中，腘横纹上7寸。垂手直立时，中指尖下即是。

② **悬钟穴** 在小腿外侧，当外踝尖上3寸，腓骨前缘。

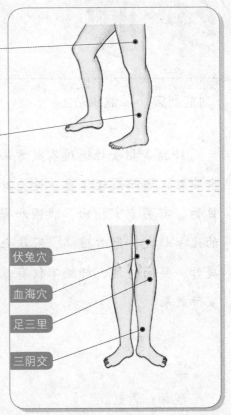

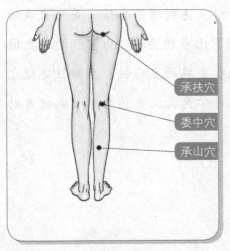

承扶穴

委中穴

承山穴

伏兔穴

血海穴

足三里

三阴交

健康贴士

　　寝具要选择：寝具太过柔软会使腰部常常下沉，睡久了会导致骨盆歪斜，让骨骼形状改变。

　　饮食须谨慎：腿部变粗，跟日常饮食也有很大关系。如果想双腿变得纤瘦，就要注意饮食。

　　常动不能懒：不要疏于锻炼，应经常抬腿。坚持每天立壁抬腿15分钟，美腿会锦上添花。

　　泡澡不要草：入浴不要草草了事，应该进行温水泡浴，热水浸泡半身浴不但能松弛神经，更可加速血液循环，达到消脂的效果。泡浴时水温约在42~45℃，温水浸至胸部，坐入水中3分钟，重复这个过程4~5次，便可大量排汗，令下半身的热量消耗掉，使腿部的肌肉更结实。

纤 腰

对症刮痧 → 健康贴士

纤腰是指女性通过有效方法，逐步减轻腰部、腹部囤积的多余脂肪，进而减轻体重、健美身材，达到增强自信、美化自我的目的。有关专家指出，腰围和臀围比率约为0.72为宜，两者之间的比率越大，患心脏病、冠状血管疾病的可能性、危险性亦随之提升。显而易见，纤腰不仅有着美学意义，更蕴含了防病健身的实际效果。

【对症刮痧】

选穴

腹部：天枢。

背部：脾俞、胃俞。

腰部：腰阳关、腰俞。

下肢部：足三里。

方法

（1）嘱患者取俯卧位，术者站于患者一侧，在刮痧局部均匀涂抹刮痧介质，采用泻法，自上而下，刮拭脾俞、胃俞、腰俞、腰阳关，刮至局部皮肤出现紫红色痧痕为度。

（2）再嘱患者取仰卧位，在刮拭部位均匀涂抹刮痧介质后，采用泻法，由上至下刮拭天枢、大横、足三里，刮至局部皮肤出现痧痕为度。

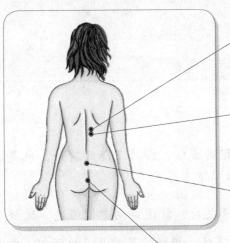

❶ 脾俞穴　在背部，当第11胸椎棘突下，旁开1.5寸。

❷ 胃俞穴　在背部，当第12胸椎棘突下，旁开1.5寸。

❸ 腰阳关　在腰部，当后正中线上，第4腰椎棘突下凹陷中。

❹ 腰俞穴　在骶部，当后正中线上，适对骶管裂孔。

❺ 天枢穴　在腹中部，平脐中，距脐中2寸。

❻ 足三里　在小腿前外侧，当犊鼻下3寸，距胫骨前缘1横指（中指）。

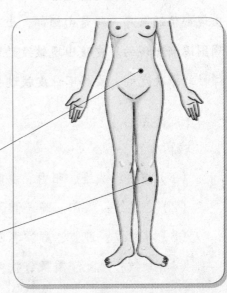

健康贴士　　意欲保持良好外形，就要注意坐、站和走路的姿势，不要长时间坐、卧、躺，尤其是在饭后；站立时，将腹部肌肉收紧，使腹部脂肪进行运动，长期坚持，腹部就会变得平坦；养成良好的饮食习惯，尽量少吃偏咸的食品，避免暴饮暴食；少坐电梯、多爬楼梯，少乘车、多走路，养成良好的运动习惯将会使你受益终生。

防 皱

对症刮痧 → 健康贴士

皱纹是皮肤缺乏水分，表面脂肪减少，弹性下降的结果，也是皮肤衰老的信号之一。

从25岁越过了皮肤青春的巅峰之后，就逐渐向老化迈进。皱纹出现部位的顺序一般是由额部、上下睑、外眦、耳前区、颊颈部、口周围逐渐出现的。皮肤出现皱纹的因素是由真皮层生成的胶原蛋白、弹性纤维决定的，要想不让皮肤过早衰老，就应及早做好护理准备。

【对症刮痧】

选穴

（1）皱纹：头维、阳白、头临泣、印堂、阿是穴。

（2）鱼尾纹：太阳、瞳子髎、丝竹空、角孙、阿是穴。

（3）鼻唇纹：迎香、颧髎、四白、下关、阿是穴。

（4）颈纹：风池、翳风、扶突、阿是穴。

方法

（1）受术者取坐位或仰卧位，术者先进行头面部的操作。面部刮痧之前，应彻底清洁面部。不用或稍用按摩油、刮痧油作润滑剂。主穴每次3个，配穴每次1～2个，再根据各型的辨证要点相应地进行配穴加减。前者用泻法，后者用补法。面部刮痧不可明显出痧，手法要轻柔，每次以面部发热或有轻微发红即可。

（2）根据皱纹的局部情况，相应在局部选取一组穴位，按照面部刮拭的常规方法（与第1种刮法相同）进行刮痧。

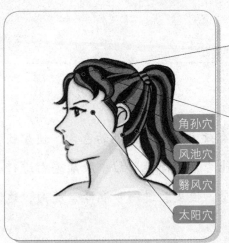

❶

头临泣 在头部，当瞳孔直上入前发际0.5寸，神庭与头维连线的中点处。

❷

头维穴 在头侧部，当额角发际上0.5寸，头正中线旁4.5寸。

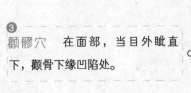

角孙穴

风池穴

翳风穴

太阳穴

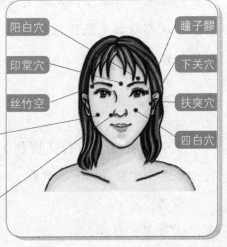

阳白穴

印堂穴

丝竹空

瞳子髎

下关穴

扶突穴

四白穴

❸

颧髎穴 在面部，当目外眦直下，颧骨下缘凹陷处。

❹

迎香穴 在鼻翼外缘中点旁，当鼻唇沟中间。

健康贴士

　　户外活动，一定要使用防晒护肤品，以保护皮肤不至于受到伤害；在阳光较强的环境中，最好戴太阳镜，减少强光对眼睛的刺激作用，降低眼部色斑和皱纹产生的危险；香烟中的尼古丁等有害物质对皮肤毛细血管有破坏效果，进而造成营养障碍、皮肤缺氧，因此戒烟不失为减少皱纹的有效措施之一。

美白

美白，顾名思义，是指通过有效方法淡化面部的色素，使皮肤深层保湿增白，激活细胞的再生能力，使弹性纤维、胶原蛋白进行重组，从而增加皮肤弹性和含水量，使皮肤进一步润泽、亮白，达到增加姿色的初衷。

【对症刮痧】

选穴

头部：头维、阳白（两侧）、太阳、下关、颧髎、颊车、地仓、大迎、神庭、印堂、素髎。

背部：大椎。

上肢部：合谷。

下肢部：足三里。

方法

（1）术者先取坐位或仰卧位，术者进行头面部的操作。面部刮痧之前，应彻底清洁面部。不用或少用按摩油、刮痧油作润滑剂。分以下三个区域进行：

1）刮拭印堂、太阳、颧髎和大迎。

2）由督脉神庭至素髎一线按照由上至下的顺序进行刮拭。

3）重点在双侧阳白进行刮拭。但要注意面部刮痧不可明显出痧，手法要轻柔，每次以面部发热或有轻微发红即可。

（2）受术者采取坐位或仰卧位，术者用热毛巾擦洗患者被刮部位的皮肤，均匀地涂上刮痧介质，沿胃经承泣—地仓—颊车—下关—

头维一线，由上向下进行刮拭，然后重点在督脉的大椎、手阳明大肠经的合谷、足阳明胃经的足三里进行点揉或刮拭，1次即可。以刮出出血点为止。每次每个部位刮拭10次左右。每周1次即可。

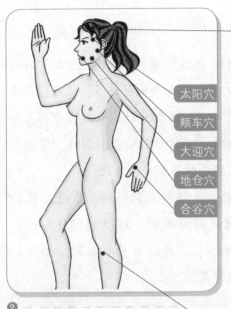

❶ 头维穴 在头侧部，当额角发际上0.5寸，头正中线旁4.5寸。

太阳穴
颊车穴
大迎穴
地仓穴
合谷穴

神庭穴
阳白穴
印堂穴
素髎穴
颧髎穴
下关穴

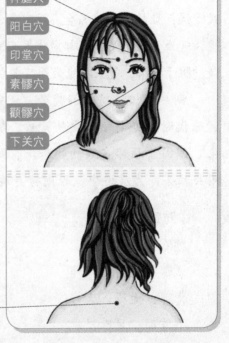

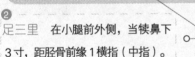

❷ 足三里 在小腿前外侧，当犊鼻下3寸，距胫骨前缘1横指（中指）。

❸ 大椎穴 在后正中线上，第7颈椎棘突下凹陷中。

健康贴士

抽烟与喝酒对皮肤具有很强的杀伤力，力争做到不抽烟、不喝酒；每晚的11点到次日2点俗称美容时间，皮肤这时新陈代谢最旺盛，如果想让皮肤维持年轻的活力与自然修复的能力，就不要轻视睡美容觉的功效；多喝水是一种最简单、方便、便宜的美白方式，要美得水亮透明，就要注意水分的补充。

美颈

由于颈部皮肤十分细薄而且脆弱，其皮脂腺和汗腺的分布数量只有面部的1/3，皮脂分泌较少，持水能力自然比面部要差许多，从而容易导致干燥，让皱纹悄然滋生。祖国医学认为，颈部皮肤老化或由于脾胃亏虚，气血化生不足，颈部皮肤失于濡养；或由于过食肥甘厚味，聚湿生痰，阻于脉络，气血不能荣养颈部皮肤，致肌肤松弛老化。

刮痧不仅能够舒解疲劳，还能加速颈部血液循环，促进皮肤的新陈代谢，可令颈部皮肤紧致，提升颈部轮廓，减少颈部皱纹的产生。但由于颈部皮肤的肤质薄、弹性差，所以对其刮拭时，动作一定要轻柔，力度适中，否则将会适得其反。

【对症刮痧】

选穴

颈部：扶突、人迎。

背部：大椎、大杼。

下肢部：足三里。

方法

（1）患者取坐位，术者位于患者对面，嘱患者稍仰头，在颈部涂抹刮痧介质，然后自下而上用平补平泻法刮拭人迎、扶突，刮至皮肤出现红色痧痕为止。

（2）患者取俯卧位，术者站于患者侧面，在背部均匀涂抹刮痧介质后，自上而下刮拭大椎、大杼，刮拭至皮肤出现紫红色痧痕为止。

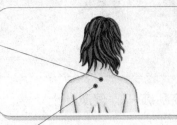

❶ 大椎穴　在后正中线上，第7颈椎棘突下凹陷中。

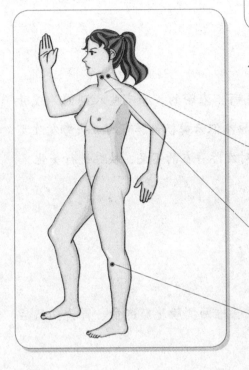

❷ 大杼穴　在背部，当第1胸椎棘突下，旁开1.5寸。

❸ 扶突穴　在颈外侧部，喉结旁，当胸锁乳突肌前、后缘之间。

❹ 人迎穴　在颈部，喉结旁，当胸锁乳突肌的前缘，颈总动脉搏动处。

❺ 足三里　在小腿前外侧，当犊鼻下3寸，距胫骨前缘1横指（中指）。

健康贴士

由于颈部肌肤比面部还要薄，所以不适合使用太滋润、太油腻的护肤品；紫外线过度照射颈部的话，也会导致色素沉着，因此出门前必须在颈部涂抹适量的防晒霜；不要用太热的洗澡水冲洗颈部肌肤，否则会刺激皮肤过早老化，出现颈纹；长时间坐在电脑前办公，颈部肌肤很容易疲劳，此时拿热毛巾热敷几分钟，可以促进颈部肌肤的血液循环，缓解紧张；若要让脸部和颈部的肤色自然衔接，不妨从锁骨往上横向涂抹粉底液，注意不要选用太白的。

美发

对症刮痧 → 健康贴士

　　健康的头发应当是乌黑、亮丽、浓密的，而有些人则因为或营养、或遗传、或病态的原因，使原本似云鬟、如瀑布的一头秀发改变了模样。因此，可以说美发就是对发际存在的不足、缺憾进行美化。

【对症刮痧】

选穴

肺俞、肾俞、血海、足三里。

方法

　　以面刮法自上而下依次刮拭脊椎两侧膀胱经肺俞、肾俞。然后对血海和足三里进行点揉或刮试。

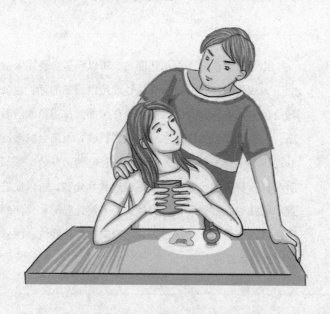

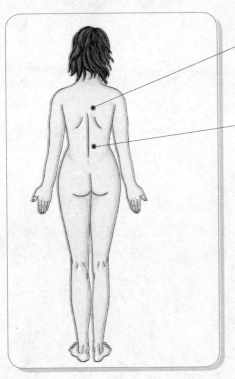

1 肺俞穴　在背部，当第3胸椎棘突下，旁开1.5寸。

2 肾俞穴　在腰部，当第2腰椎棘突下，旁开1.5寸。

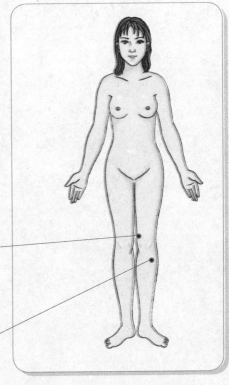

3 血海穴　屈膝，在大腿内侧，髌底内侧端上2寸，当股四头肌内侧头的隆起处。

4 足三里　在小腿前外侧，当犊鼻下3寸，距胫骨前缘1横指（中指）。

健康贴士

烫发、染发、天天洗发，是属于有损发质的行为，应当减少；多吃补肾养发如黑芝麻、核桃食品，少用辛辣、油腻、过于甜或咸的食物；夏天出门应有遮阳措施，避免头发曝晒。

第十一章　刮痧美容瘦身